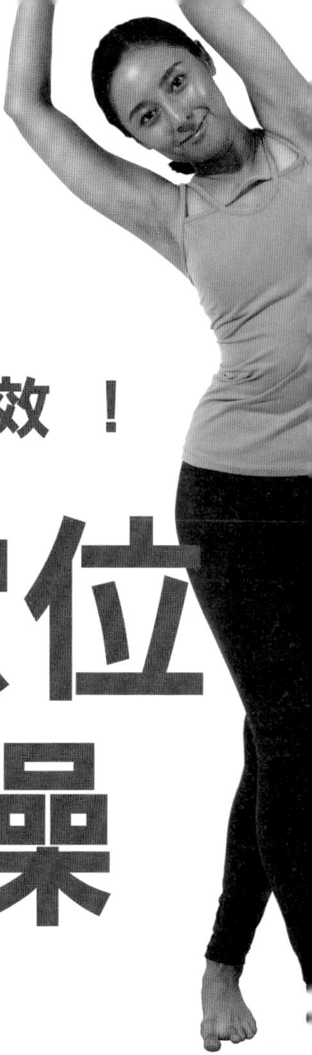

10 秒立即見效！

最強穴位伸展操

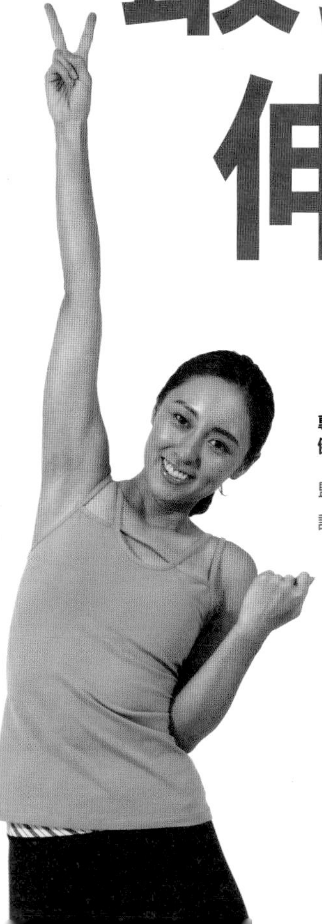

專業私人健身教練 柴 雅仁 @PT_shiba

監修　一般社團法人體軸訓練協會　體軸訓練館

譯　陳姵君

前言

請各位試著回想一下。

你的身體「不知疼痛僵硬為何物，手腳聽話活動自如」的時期。

那有可能是遙遠的過去，也可能是讀小學的時代。

再怎麼玩捉迷藏，膝蓋也不會痛，更沒有肌肉痠痛的問題。

投球時，相信也不會有肩膀抬不起來而忍不住哀嚎「好痛啊啊啊！」的情形發生。

然而，就算努力回想起那段歲月，大部分的人應該也只是停留在「總覺得那時候好像就是很靈活」的印象裡。

人往往都是年歲漸增，出現了某些毛病的時候，才開始認真地檢視自己的身體。而這種時候早已忘了身體能活動自如時有多舒適自在。

膝蓋痛、肩膀僵硬、腳踝無法彎曲。

這些情況大幅限制了你的行動。

「都這把年紀了，要我運動，辦不到！辦不到！」

「肩膀僵硬得很難受，甚至無法好好看場電影。」

「一想到膝蓋可能會突然痛起來，就覺得害怕而不敢去旅行……」

不過……假如現在能擁有如孩提時代般，柔軟又無疼痛糾纏的身體，抑或接近如此狀態的話，大家認為情況會是如何呢？

無論工作、家務或休閒興趣，從事所有活動時，都能大幅降低體能負擔；前述的做運動、看電影、去旅行，也可無後顧之憂地實現。

而且，能夠如此活動自如的身體，「只要做10秒伸展法」就能得手的話呢？

行筆至此，請容我做一下自我介紹。

我是「10秒伸展法教練」柴雅仁。

最近，我將獨自一人就能進行的伸展與按摩等「自助保健」法，編輯成10秒左右的短片在網路上公開分享。

我主要經營的社群平台為推特，所上傳的這些短片已獲得11萬以上的推友追蹤，至今累計１００萬次的按讚數，大獲好評。

與此同時，我也在大型連鎖健身中心推出為顧客量身規劃的私人健身課程，一年的指導堂數超過１５００堂。

無論短片還是私人健身課程，我的共通原則皆為「提倡不會引發疼痛且靈活有力的身體鍛鍊法」。

為了落實這個目的，我應用「體軸理論」的概念自創了一套方法。

這套方法的特色在於，鬆緩長時間維持相同姿勢、因過度出力而僵硬緊繃的「表層肌肉」，同時刺激平時沒用到的「深層肌肉」，讓全身的肌肉都能回到協調的狀態。

此外，我最著重的就是提供「人人可做」、「隨處可做」、「只要10秒就能做完」，既簡單又明確，而且效果顯著的伸展法。

接著，本書將邀您一起來體驗獲得11萬人見證的伸展法！

第2章

10秒膝蓋痛一掃而空！ 膝蓋伸展法

第3章

10秒腰痛一掃而空！ 髖關節・腰部伸展法

第4章

10秒肩膀僵硬一掃而空！ 肩部・頸部・頭部伸展法

刺激腋部的威力讓12萬人嘖嘖稱奇！／關於肩膀的另一項誤解／還能同時解決因肩膀所引起的頭痛！

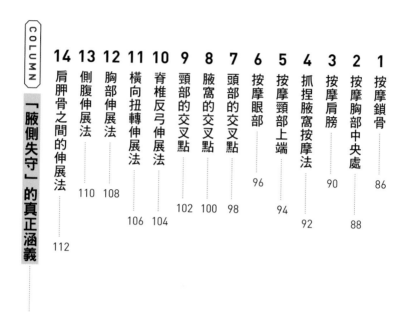

第5章

10秒緊繃一掃而空！ 手肘・手腕・手部伸展法

一味使用大拇指、食指，會導致身體不當使力／將意識集中於中指根部，是均衡使力的重點！

第6章

加碼動一動，身體更舒暢！各部位自助保健法

序章

何謂11萬人讚不絕口的10秒伸展法？

現代人的表層肌肉與深層肌肉失衡

日常生活中，是否有讓你覺得「如果這部位能放鬆的話，該有多舒服」的情況呢？

比方說，「肩膀需使力的伏案工作」或「腰部出力搬東西時」；若是做運動的話，則是「光靠手臂出力游泳時」等。

只不過，在那當下就算想釋放力氣也絕對辦不到吧？若能做到的話，就不會有人煩惱肩頸僵硬的問題了。光用腦袋想，根本無法做到。

那麼，該怎麼做才能釋放力氣呢？那就是掌握以「深層肌肉」為中心來活動身體的感覺。人體的肌肉可大致分為「表層肌肉」與「深層肌肉」，兩者的特點如下。

【表層肌肉】

表層肌肉是指位於身體表面的肌肉。這些肌肉很有力，能在走路、跑步、搬東西等，需要大量出力的情況下發揮作用。

例：俗稱小老鼠的肱二頭肌、位於大腿前側的股四頭肌等。

【深層肌肉】

深層肌肉是指位於身體深處的肌肉。這些肌肉富含持久力，能在維持姿勢以及穩定關節的同時，迅速反應做出流暢的動作。

例：位於腰部深處的腰大肌、位於腹部深處的橫膈膜等。

絕大多數的現代人往往都是慣性使用表層肌肉，導致深層肌肉不再發揮作用而失衡。深層肌肉停擺後，就必須依賴表層肌肉來彌補其功能。

如此一來，原本就欠缺持久力的表層肌肉必須不斷使力，過度勞累的結果，便造成僵硬緊繃的狀況。

喚醒深層肌肉的「交叉點」

若能讓深層肌肉重新發揮作用，就能解決僵硬或疼痛等，與身體動作有關的煩惱。

只不過，深層肌肉隱藏於身體深處，不像表層肌肉般可從外觀察覺，而且我們其實很難意識到這些地方有肌肉分布。究竟該怎麼做才能運用到這些部位的肌肉呢？

重點就在於「交叉點」。

交叉點是指能透過刺激喚醒深層肌肉，鬆緩表層肌肉的穴點。

這些穴點位於全身總計14處，有為數眾多的肌肉「交叉」分布。

交叉點的厲害之處在於——能夠藉由刺激過勞的表層肌肉與閒置的深層肌肉交叉處的穴點，讓雙方一舉回到正常的狀態。

至今我仍不斷進修學習的交叉點理論，係由Meta Axis股份有限公司的高橋龍三先生所研究發明，不但有商標註冊，還取得了專利，是經過國家認證，有憑有據的理論。

我在本書中所介紹的伸展法，以及平時在部落格與一對一課程中所教導的方法，皆以交叉點理論為基礎建構而成。

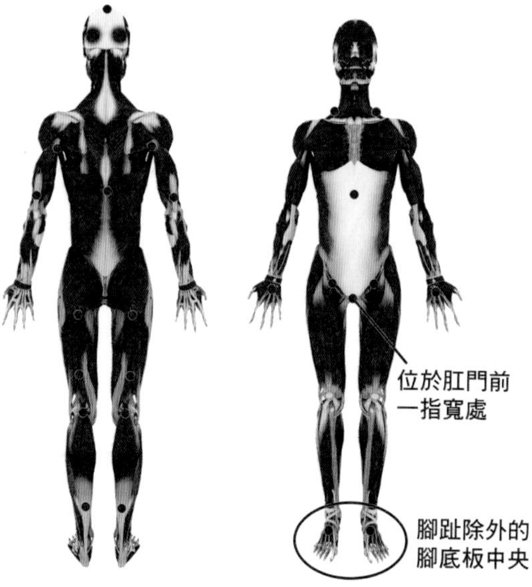

10秒就能消除僵硬與疲勞的原理

為了消除肌肉僵硬與疲勞，有些人會學習伸展法或瑜伽。相信正在閱讀本書的你也是其中一員吧。

偏偏有許多人明明已經相當努力鍛鍊了，柔軟度卻完全沒有改變，身體的煩惱也不見改善。

這些人所犯的毛病之一為「做伸展操拉展身體時，肌肉不當出力，導致僵硬緊繃」。完全與增強身體柔軟度的概念背道而馳。

肌肉的運作能大致分為出力使其收縮，放鬆使其舒張這兩種類型。

照理說，只要不使力並保持放鬆的狀態即可，不巧的是，這點其實很難集中意念做到。這是因為平常已養成了用力的習慣，不曉得該部位放鬆時是何狀態之故。

如果無法透過自身的內在意識達到放鬆狀態的話……那該怎麼做才好呢？沒錯，就是直接從身體外側加以觸摸調節。

本書所介紹的自助保健手法為「搓揉」、「按摩」、「伸展」這三種，此外也會加以組合搭配。

一般提到「伸展操」時，多半是指第三項的「伸展」，然而本書反而更加重視「搓揉」與「按摩」。這是因為搭配此兩項手法能格外提升伸展效果之故。

人類具有「軀體感覺」此項機制。

軀體感覺為皮膚、肌肉、肌腱、關節，這些部位的感覺總稱。「被觸碰」、「很暖和」、「覺得這部位滯重」等情況，皆為軀體感覺的表現。

透過搓揉、撫觸方才所解說的「交叉點」並活動筋骨，能讓該穴點內部的深層肌肉產生軀體感覺。此時才能真正啟動開關，讓這些肌肉開始產生作用。如此一來，原本一直使力而僵直緊繃的表層肌肉便得以休息。

以往伸展僵硬緊繃的肌肉時，總難免伴隨著不適，但只是透過觸摸交叉點進行伸展，僅需10秒就能達到驚人的舒緩效果，其原因就在於此。

承前所述，做了伸展操還是無法解決煩惱的人，所犯的另一個毛病為「伸展時只動到少量關節」。

比方說劈腿這個動作，會用到的關節並非只有「髖關節」。膝關節與腳踝，以及連接骨盆與每塊脊椎的關節都與之相關。這些大大小小的關節、肌腱、肌肉的柔軟度扮演了相當重要的角色。

侷限在「髖關節有毛病」這一點上，拚命鍛鍊髖關節卻還是無法劈腿，原因就出在膝蓋與腰部僵硬等情況。

反之，比方說「腰好痛！」時，鬆緩與腰部相連的周邊關節與肌肉，便能達到驚人效果，順利減輕疼痛的情況也所在多有。

本書所介紹的伸展法中，像是「舒展膝窩能有效改善腰痛」、「放鬆手指有助於消除肩頸僵硬」，許多部位具有意想不到的效能，且絕非誇張其辭。

敬邀各位從下一章開始身體力行，體驗本書所介紹的伸展法，實際感受其效果！

讀者特典

最強10秒伸展法影片現正公開中

本書所介紹的57項伸展法
皆可透過網路收看影片。

- **快速搜尋各部位的伸展法！**
- **作者親自示範講解，更能掌握要點！**
- **隨點隨看，無須設定電子信箱進行註冊！**

請掃描下方的QR-Code，或輸入網址進行連結。
https://online.sbcr.jp/sp/shiba/

※掃描本書中的QR-Code後，
點擊欲觀看動作的圖片即可連結至日文示範影片。

第1章

10秒疲勞一掃而空！
腳趾‧腳踝伸展法

足部不適會引發一連串的毛病！

◆足弓塌陷時，全身力量就會失衡……

每當肩膀僵硬時，我們總忍不住直接揉捏肩頸等處以求緩解。

當然這樣做並沒有錯，不過老實說，單憑這樣是不夠的。

這是因為肩膀僵硬的原因與脊椎有關，與手腕、手肘也有關，牽連甚廣，所以必須也調節患部以外的部位。

找出相關部位後會發現，距離肩膀最遠的雙腳其實會帶來很大的影響。

人類以雙足步行，當足部這塊根基崩解時，位於上方的結構只會愈來愈扭曲，結果往往就是引起肩膀僵硬。

當足弓塌陷、腳步變得踉蹌時，全身就會受此影響而過度使力，導致肩膀僵硬緊繃。

順帶一提，除了肩膀僵硬之外，下列這些毛病也都起因於足部。

- 水腫與手腳冰冷（小腿僵硬導致血流不順）
- 腰痛（小腿前側僵硬，身體重心前移，導致骨盆前傾引發腰痛）

・容易疲勞（全身肌肉緊繃，過度使力）
・無法蹲下（小腿前側肌肉緊繃，腳踝無法彎曲）

◆站立時的重心若正確，全身肌肉就能放鬆

最不易造成身體負擔的重心位置為內踝正下方。

這裡相當於小腿骨的正下方，將重心維持在此，就能利用骨骼的力量站立，全身肌肉無須再承受額外的負擔，如此一來便能達到全身放鬆的狀態。

因此將身體重量放在對的位置相對重要，不過要做到這點必須具備幾項條件。其中一項就是腳底足弓必須是正常狀態。

接著，請透過腳趾・腳踝伸展法，一起來打造身體的根基！

01 轉動腳趾

雙腳容易疲勞、腳底抽筋、腳趾抽筋，
有這些情況的人，可透過轉動腳趾並加以扳彈的方式來改善。每根腳趾都這樣做過一遍後，就能鬆緩腳底、腳趾的肌肉，讓足部變得舒暢輕盈。
無法做到圖示姿勢的人可以坐在椅子上，依照圖解步驟來進行。
不妨在運動或就寢前試著做做看！

做完這個伸展法再入睡，整個身體狀態變超好！

我很容易腳抽筋，這個方法讓我想持之以恆做下去。

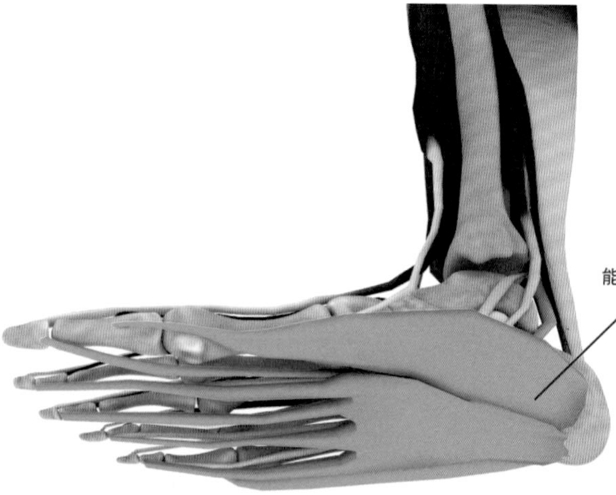

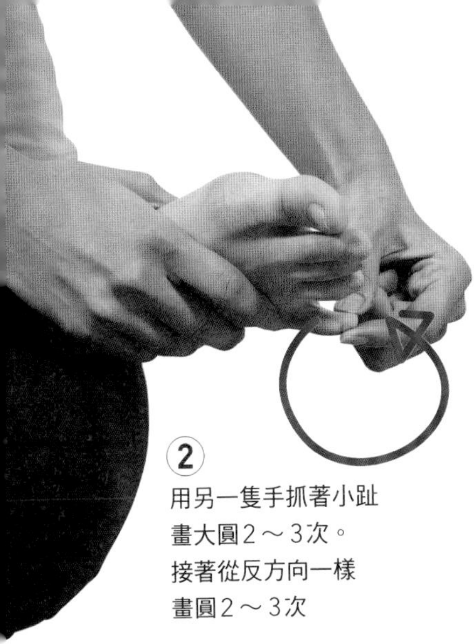

1
單腳疊放於
另一腳的膝蓋上，
單手抓握腳掌

2
用另一隻手抓著小趾
畫大圓2～3次。
接著從反方向一樣
畫圓2～3次

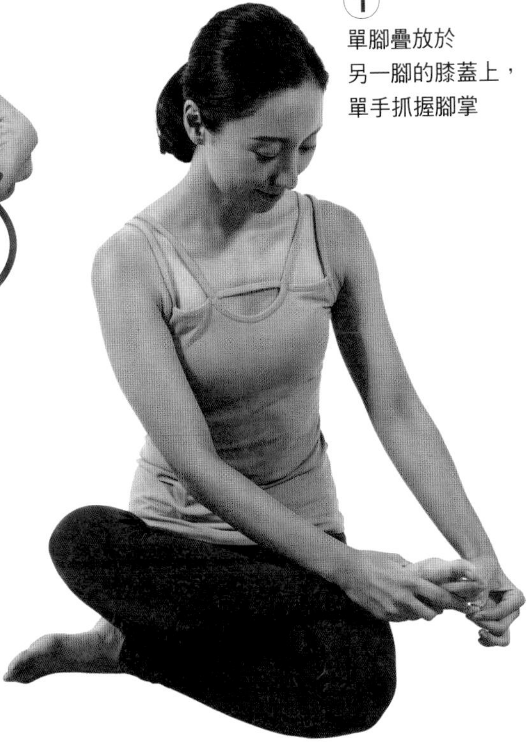

3
豎起抓握腳掌的該手食指，
勾住趾頭，
扳彈腳趾2～3次

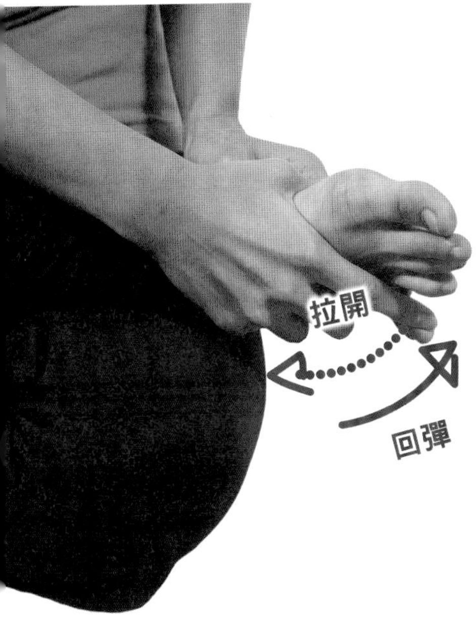

4
舒展完小趾後，
接著為無名趾、中趾……
依序轉動與扳彈其他腳趾

5
另一腳的腳趾
也同樣加以舒展

POINT
勿過度將腳趾後扳，
以免引起疼痛

02 按摩小腿

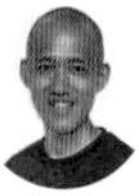

腳趾翹起不貼地、
腳踝僵硬、
髖關節卡卡的、
髖關節僵硬，
有這些煩惱的人，不妨試著按摩小腿肌肉（小腿骨與小腿外側骨頭突起處之間的肌肉）。
此處與腳踝、腳趾相連，並經由膝蓋連結髖關節，只要舒展此部位，或許就能解決上述煩惱。

雙腳整體變得輕盈、靈活！

長期飽受小腿肌肉發炎的困擾，要是能早點知道這個方法就好了！

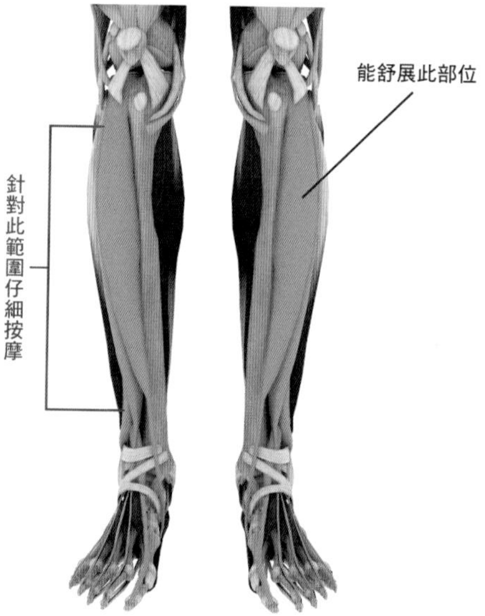

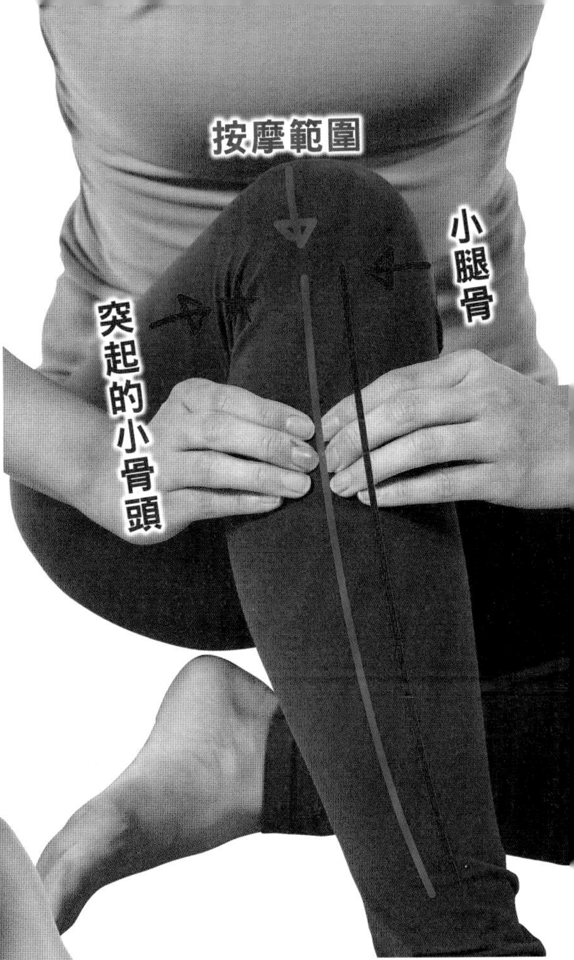

1
呈坐姿，單膝立起

2
確認小腿骨突起處與
其外側的小骨頭突起處
正中間有一條筋

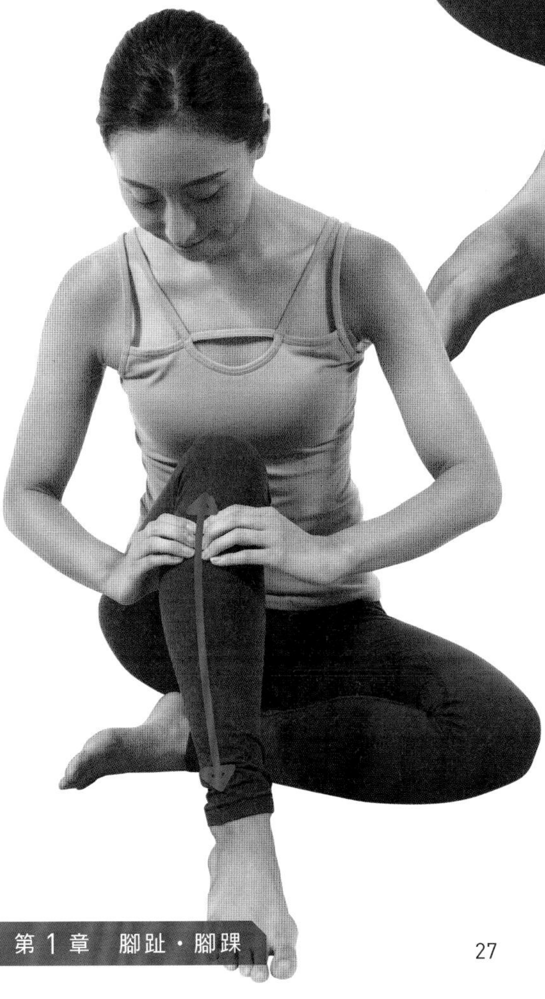

3
利用雙手的四根手指
由上往下捏揉這條筋

4
重複2～3次後，
換另一隻腳

03 按摩腳踝

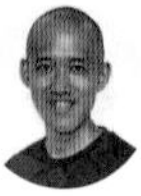

腳踝僵硬無法蹲下、小腿動不動就覺得緊繃，
有這些情況的人，是因為腳踝關節處的肌肉僵硬所引起。
由於此處匯集了小腿的肌肉，一旦出現僵硬的情況，腳踝就會卡住，無法流暢動作。
這部位有許多條筋分布，請加以揉捏按摩，做完後就會發現肌肉變軟了。

做這個按摩讓我參加活動時，能比平常走得更遠。

看針灸診所也從未遇過如此見效的治療方法！

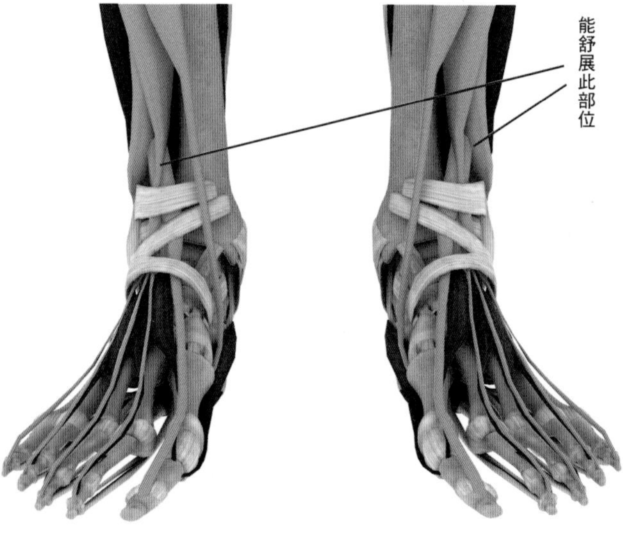

1
呈坐姿，單膝立起

2
將立起該腳的腳尖往上提，
腳踝處會浮現一條筋

3
利用大拇指
按壓揉捏這條筋

4
上下移動進行揉捏，
周邊也加以舒展

5
完成後，換另一隻腳

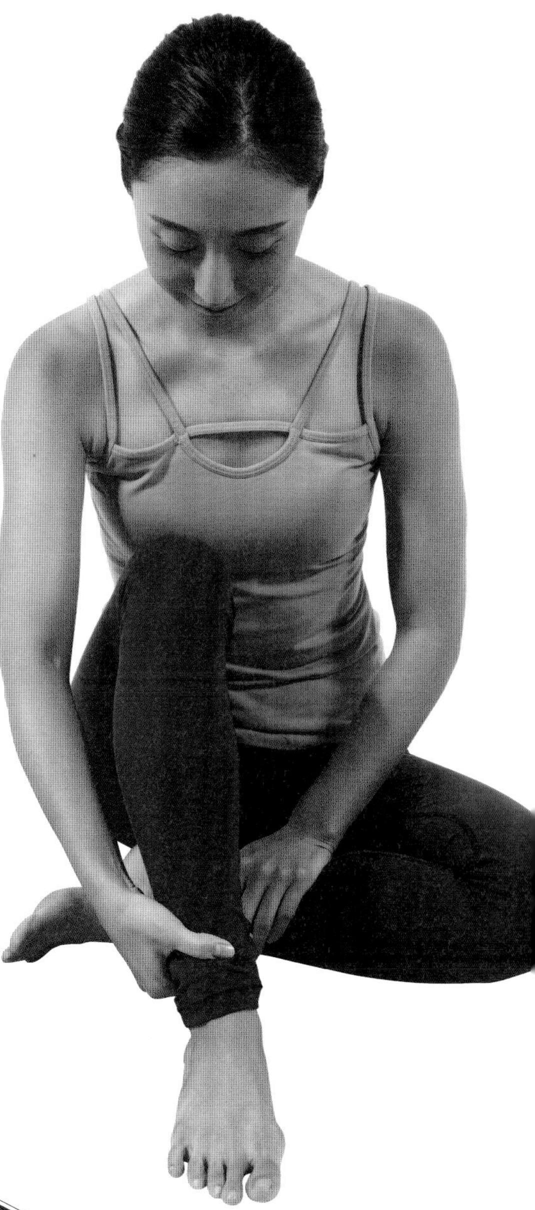

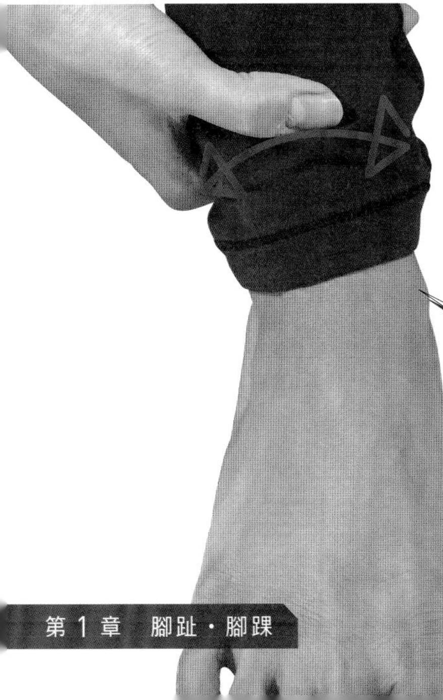

POINT
就像把筋往橫向切開般
進行揉捏

04 按摩小腿肚

腳踝僵硬、水腫、膝蓋與腰部疼痛等，
有上述症狀的人，不妨按摩與這些問題息息相關的小腿肚肌肉。
小腿肚肌肉分布於內外兩側，請以大拇指按住中心處，彷彿搗碎肌肉般地進行揉捏。
這麼做便能一舉鬆緩此處的肌肉。
從膝窩至小腿正中央都是需要顧及的範圍。會疼痛的地方更該仔細按摩！

接連好幾天出現小腿抽筋的情況，相當困擾，幸好有這個方法拯救了我！

按壓小腿肚的中央區塊實在很舒服。我每天都確實執行。

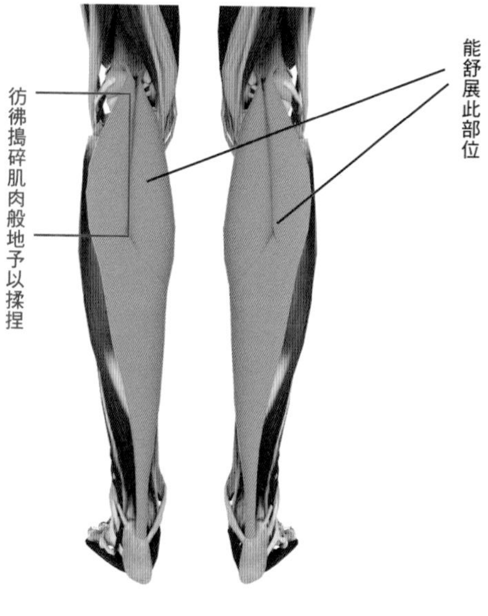

1
呈坐姿，單膝立起

2
將雙手拇指放在
膝窩正中央，加以按揉

3
接著從小腿肚中心
一路往下按揉

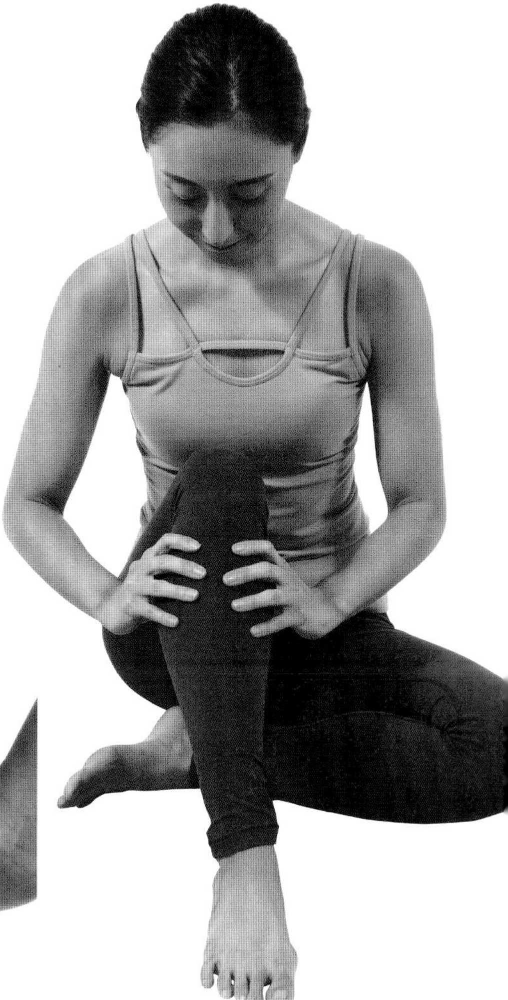

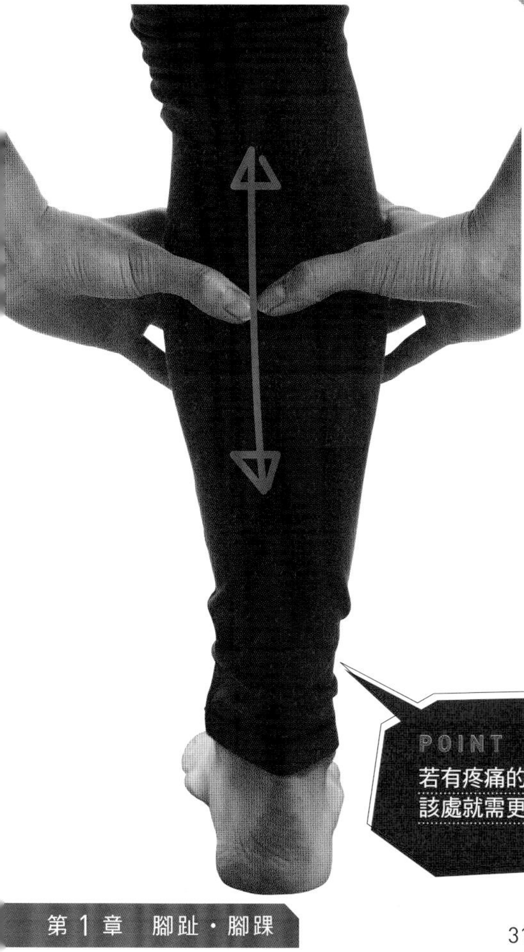

4
按摩至小腿中央區塊後，
再度回到膝蓋處

5
完成後，換另一隻腳

POINT
若有疼痛的部位，
該處就需更加仔細按摩！

05 腳底的交叉點

雙腳容易疲勞、水腫、平衡感欠佳，
會出現這些情況，可能是因為腳底的深層肌肉效能低落。
若此處的深層肌肉能確實發揮作用，腳踝便能維持穩定的狀態，靈活動作。因此刺激腳底的交叉點也能有效改善上述三種症狀。
將手指放在腳趾除外的腳底板中央，或以球抵住此處，讓腳趾做出猜拳時的石頭、布姿勢，反覆進行10次！

持之以恆地做下去，腳底的緊繃感也隨之消失了！

就算長時間站著，腳也比較不容易痛了。

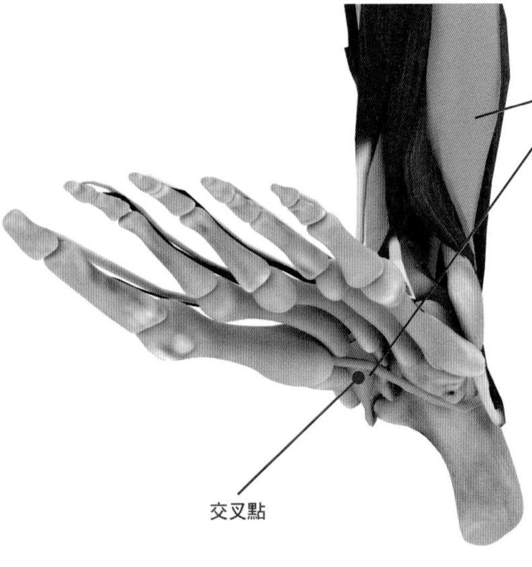

1
呈坐姿，雙腳交疊

2
將雙手大拇指貼放於
腳趾除外的腳底板中央，
進行指壓

3
維持指壓的狀態，
腳趾做出石頭、布的姿勢，
反覆進行10次

4
完成後，換另一隻腳

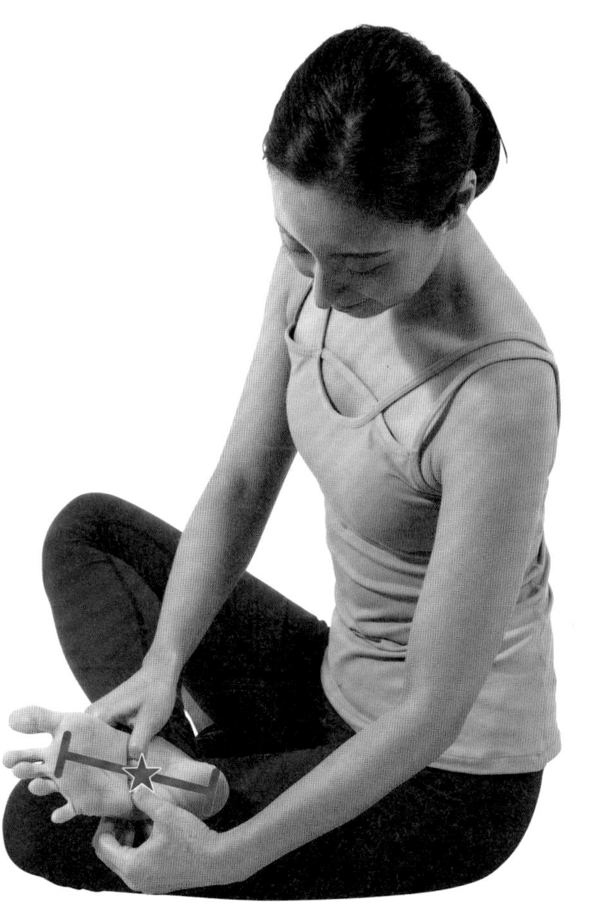

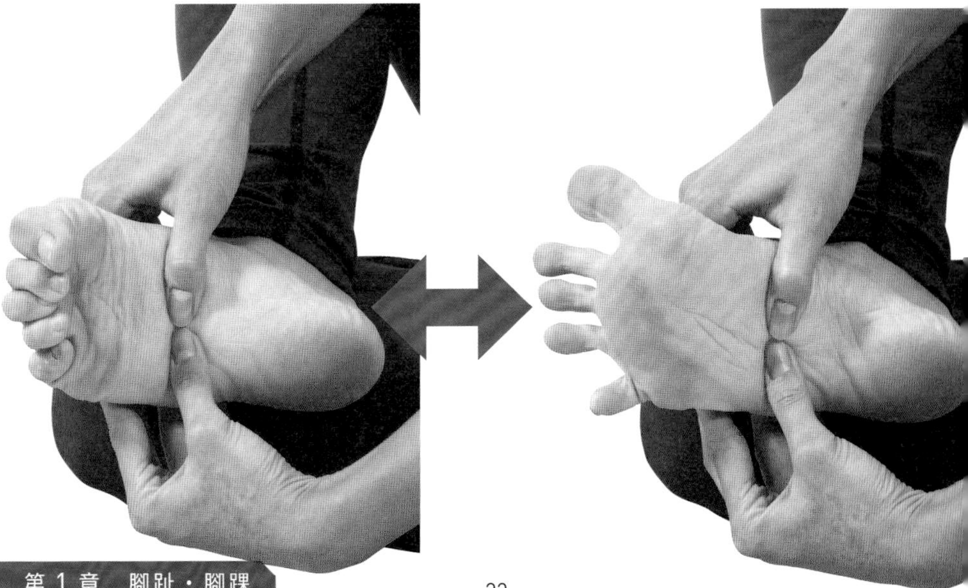

06 阿基里斯腱的交叉點

小腿水腫、疲勞、緊繃，
有上述症狀的人，不妨針對內踝上緣四指寬處的小腿部位進行指壓，並轉動腳踝。
只要這麼做，就能鬆緩小腿肌肉，備感舒服喔。
夜晚就寢前為最佳時機，在床上或泡澡時都能進行。為消除一整天的疲勞，請從今天開始做做看！

讓我夜不成眠的水腫情況大幅改善了！

不是用手揉捏，而是活動腳踝這點真的讓我很驚豔。

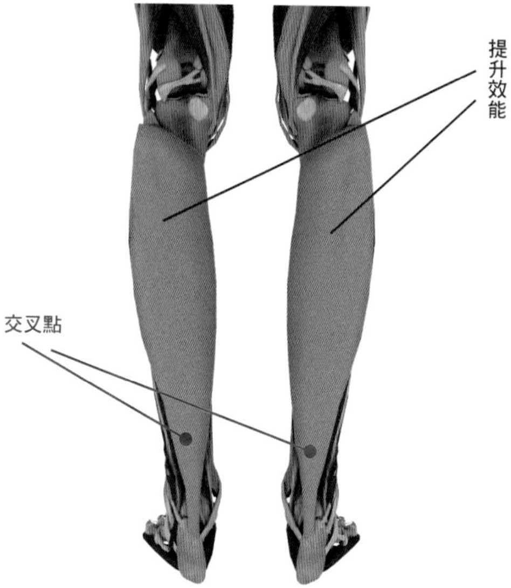

1
呈坐姿，雙腳交疊

2
針對內踝上緣四指寬處的
阿基里斯腱中央區塊
進行指壓

3
維持指壓的狀態，
腳踝帶動腳尖轉動，
往內、往外各轉5次

4
完成後，換另一隻腳

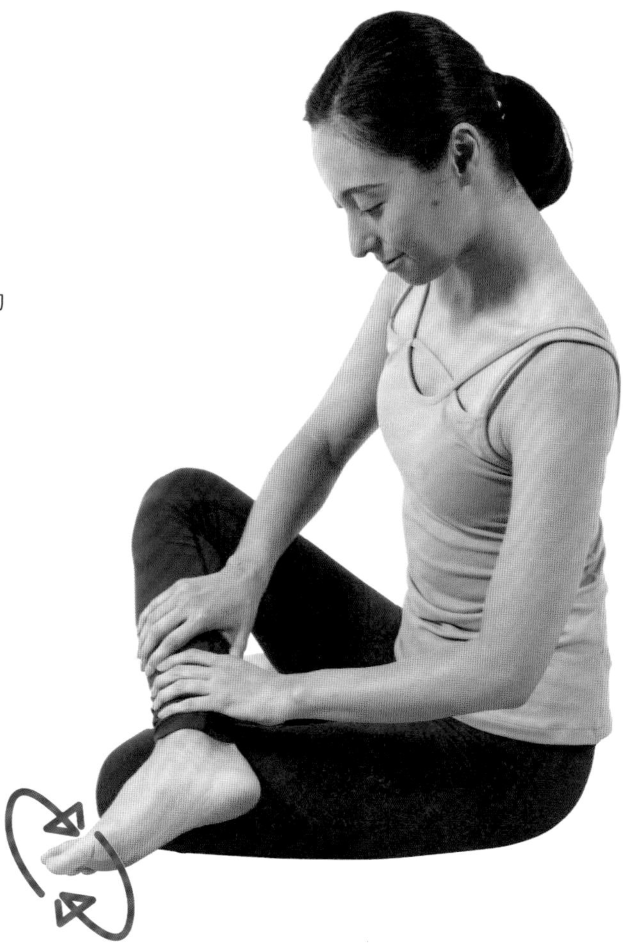

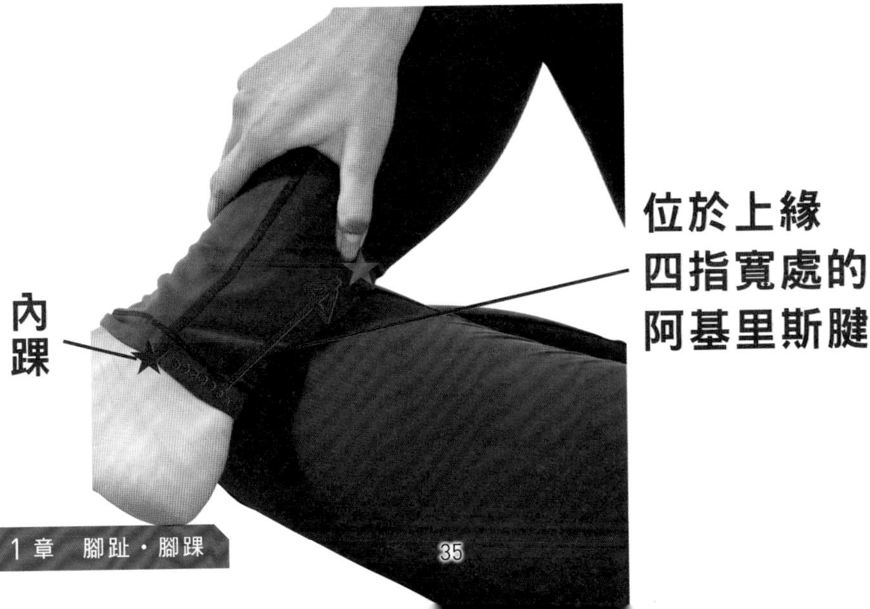

07 阿基里斯腱伸展法

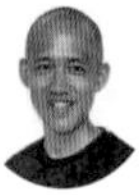

伸展阿基里斯腱是為了消除足部疲勞與水腫；進行時，將意識集中於腳底中央往地板踩踏，伸展效果會更好。
這是因為腳底中央有深層肌肉分布，將意念集中於此進行伸展時，表層肌肉便能處於放鬆的狀態並得以自然拉展。
像這樣的小撇步正是關鍵所在！

原來只要將重點擺在對的地方，效果就會如此不同……。

慢跑前必做的伸展！

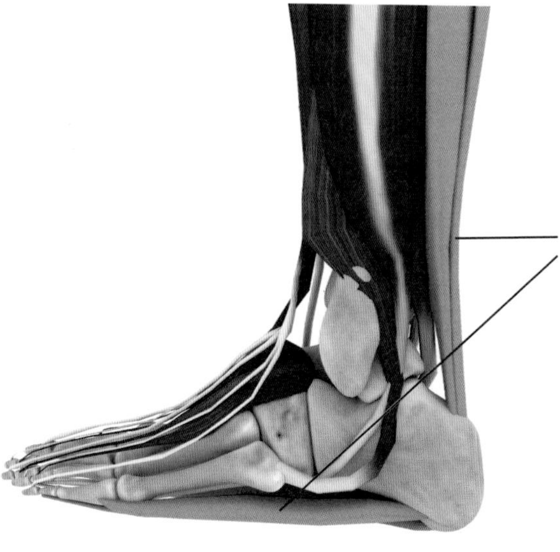

1
雙腳前後開立

2
後腳朝向正前方，
勿向外

3
吸氣，吐氣時
腰部往前移，
伸展後腳

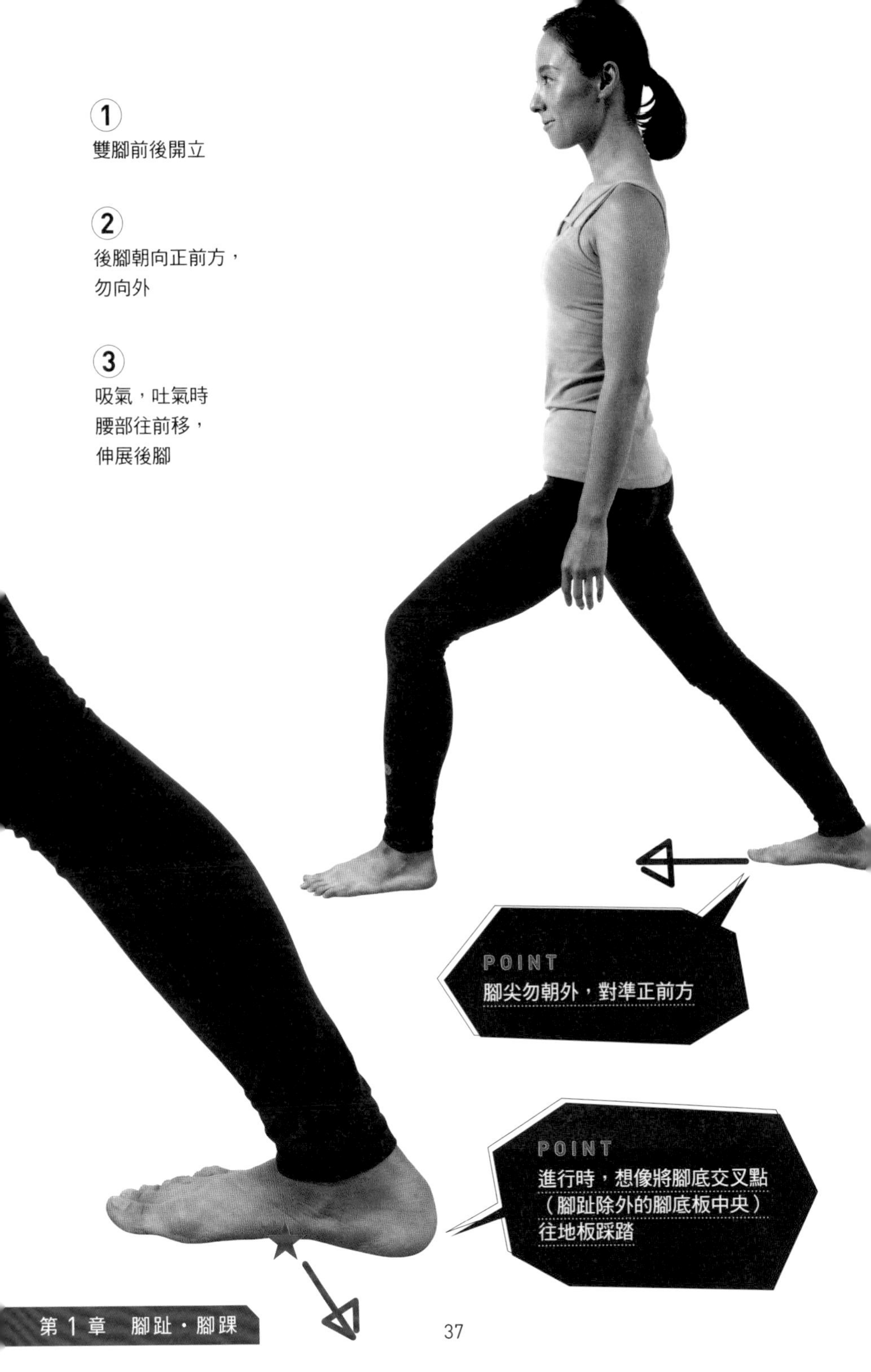
POINT
腳尖勿朝外，對準正前方
POINT
進行時，想像將腳底交叉點
（腳趾除外的腳底板中央）
往地板踩踏

COLUMN

若想擁有一雙美腿，請用「骨骼」站立

身為專業私人健身教練，我也經常接到有關美體健身的諮詢。其中最常出現的問題是「該怎麼做才能讓腿變細？」。

尤其是女性，夏季有較多機會穿著露腿的服裝，因此對這點特別在意。腿粗的原因之一為大腿或小腿過度使力，導致肌肥大所造成。因此，想瘦腿必須避免對這些肌肉造成負擔。

要做到這點，用骨骼的力量站立是不可或缺的條件。如同本章開頭所述，將全身重心放在內踝下方時，就能利用骨骼支撐體重，有效運用肌肉。如此一來，便可抑制肌肥大的情況，讓腿變細。除此之外，血液與淋巴的循環也會變好，能為全身帶來良好的影響。

要用骨骼站立，使足弓恢復健康至關重要。

為養成美腿，請確實刺激腳底的交叉點，讓深層肌肉恢復原本的功用。

第2章

10秒膝蓋痛一掃而空！膝蓋伸展法

解決膝蓋歪斜問題，揮別膝蓋痛

◆站立時千萬不可將膝蓋完全打直！

被要求「請站好」時，各位會聯想到何種姿勢呢？

立正、腳打直、抬頭挺胸，我想這應該是一般大眾的印象吧，不過這對身體來說並非好姿勢，因為會造成膝蓋痛。

膝蓋完全打直代表大腿前側的肌肉不斷處於使力的狀態。這塊巨大的肌肉相當有力，在全身肌肉當中可謂名列前茅。由於該處很容易出力，導致許多人因過度使力而引發膝關節疼痛。而且，大腿的股四頭肌除了膝蓋外，還與其他關節相連，因此這些關節的活動能力也會變差，大大提升了引發疼痛的可能性。

此外，做出膝蓋完全打直的站姿時，身體重心會往前移，使小腿與腳底不得不用力。如果以這樣的狀態站著工作，雙腳應該會很容易感到疲累。

正因如此，想鍛鍊出不會對關節造成傷害的身體，「膝蓋不用力」是相當重要的關鍵。要做到這點，必須運用膝蓋後側與大腿內側的肌肉。

◆解決膝蓋歪斜問題

起立或坐下，以及活動膝蓋時，相信大家都有過膝蓋發出聲響的經驗。其實，現代醫學尚無法完全釐清膝蓋發出聲響的原因，雖然眾說紛紜，但其中一項因素為膝蓋歪斜。

一般認為膝蓋只能彎曲或伸直，實際上，膝蓋還能做出「帶動小腿」的動作。膝蓋彎曲時，小腿會往內轉，伸直時則往外轉。

然而，膝蓋愈是容易疼痛的人，愈無法做到這個轉動的動作，呈現外傾狀態的人也特別多。以膝蓋骨為基準，若小腿往外傾斜的程度約有一拇指寬時，便可判斷為重度歪斜。

此時必須活化兩塊肌肉，幫助小腿轉回內側。

其一為膝蓋後側肌肉。另一塊則是大腿後方的內側肌肉。

有意識地使用這些肌肉時，便能解決小腿歪斜的問題，減輕膝蓋痛。

一起透過本章的膝蓋伸展法，刺激膝蓋後側、大腿內側與大腿後側的肌肉，讓膝蓋能順暢活動吧。

01 按摩膝蓋外側

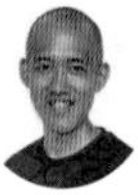

膝蓋或髖關節會發出喀喀聲、動作不靈活、疼痛，
會出現這些症狀的人，是因為大腿外側肌肉僵硬的緣故。
這塊肌肉與膝蓋和髖關節的動作相關，當其變得僵硬時，就會導致這些關節的活動能力變差。
膝蓋外側有一道凹陷處，請從此處仔細按摩至髖關節處。只要這麼做，就能讓膝蓋變得靈活許多。

看骨科也治不好的膝窩痛，居然3天就好了！

不會再因為四周靜悄悄時，膝蓋突然發出喀喀聲而感到尷尬了。

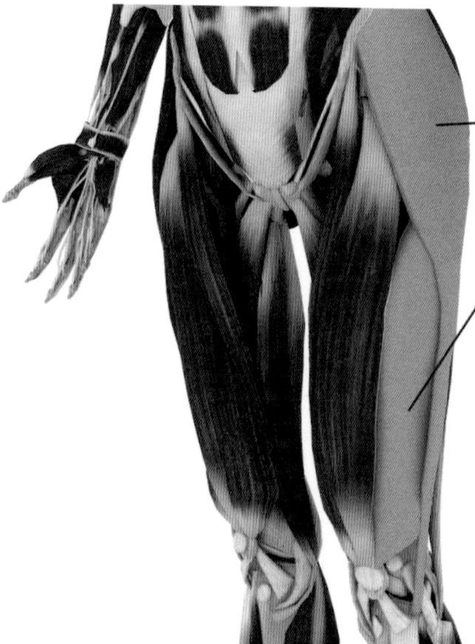

1
單膝立起，
以手指找出膝蓋旁的
凹陷處，施力按揉

2
一路往臀部
外側方向移動，
揉捏此區段

3
施力按揉，若有疼痛的
地方，要更仔細按摩

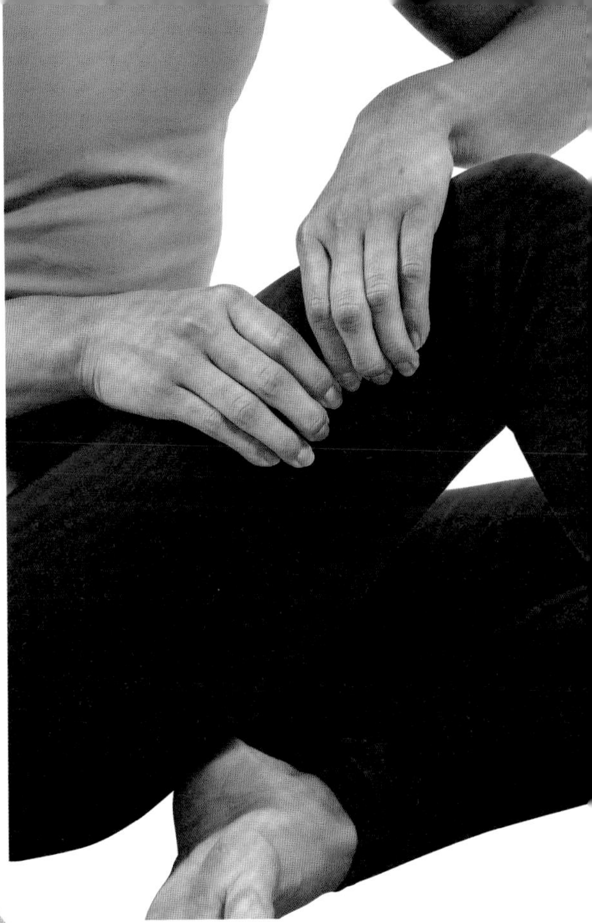

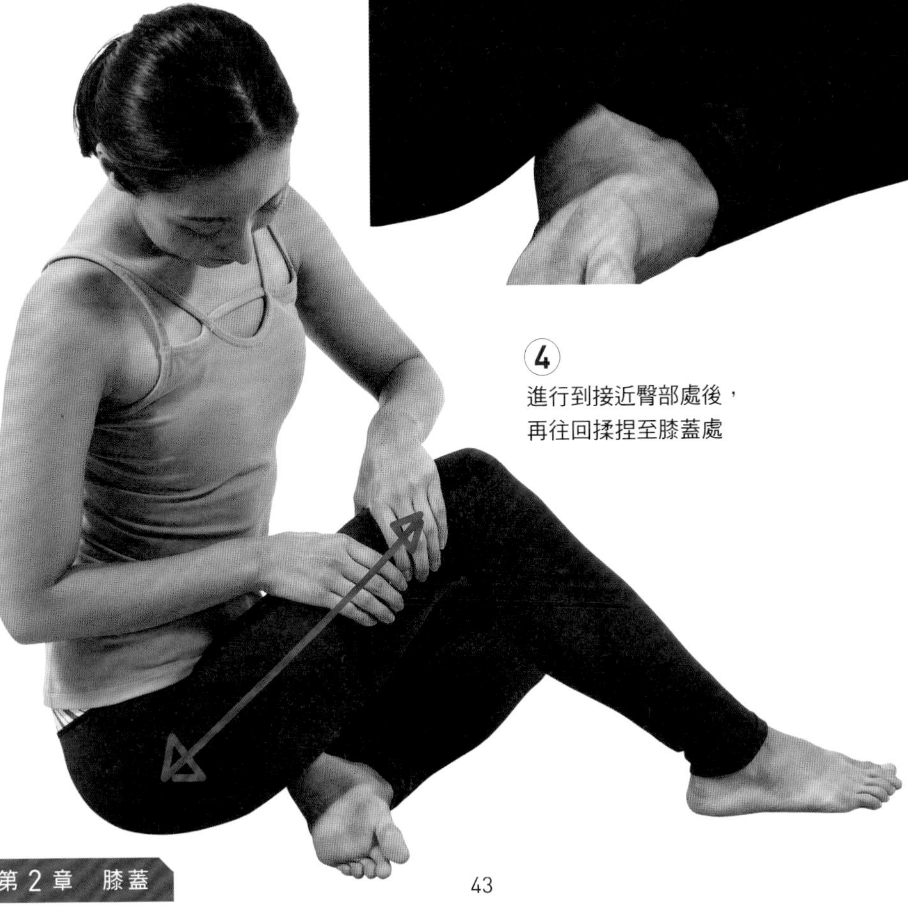

4
進行到接近臀部處後，
再往回揉捏至膝蓋處

02 按摩膝窩

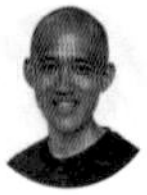

膝蓋容易疼痛的人往往慣性將膝蓋打太直。這麼做會讓雙腿形同無所支撐的棍棒，直接對膝蓋造成莫大的負擔。最好的方式是膝蓋微微彎曲，形成有所緩衝的狀態。

幫助膝蓋形成緩衝狀態的則是膝窩的肌肉。

欲使這塊肌肉發揮作用，平常就得讓膝窩保持柔軟，並給予刺激。

這個伸展法能運用到膝窩的肌肉，膝蓋痛的人請跟著做做看喔！

試著摸摸左膝窩，的確滿硬的……。

這位教練太厲害了，怎麼有辦法對我的痛處瞭如指掌？

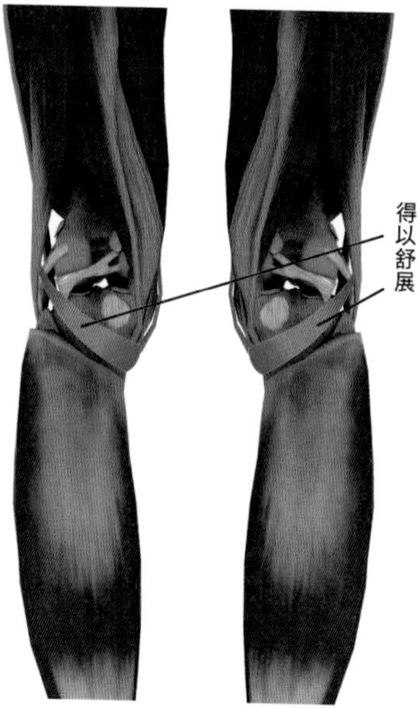

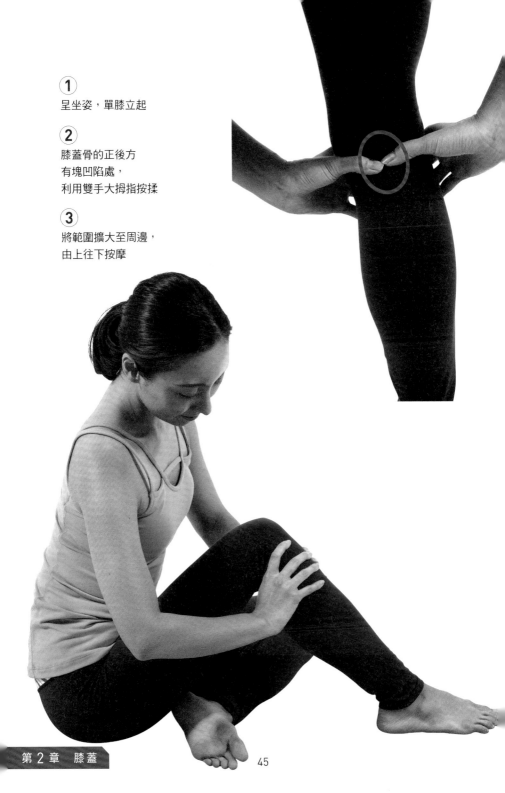

1
呈坐姿，單膝立起

2
膝蓋骨的正後方
有塊凹陷處，
利用雙手大拇指按揉

3
將範圍擴大至周邊，
由上往下按摩

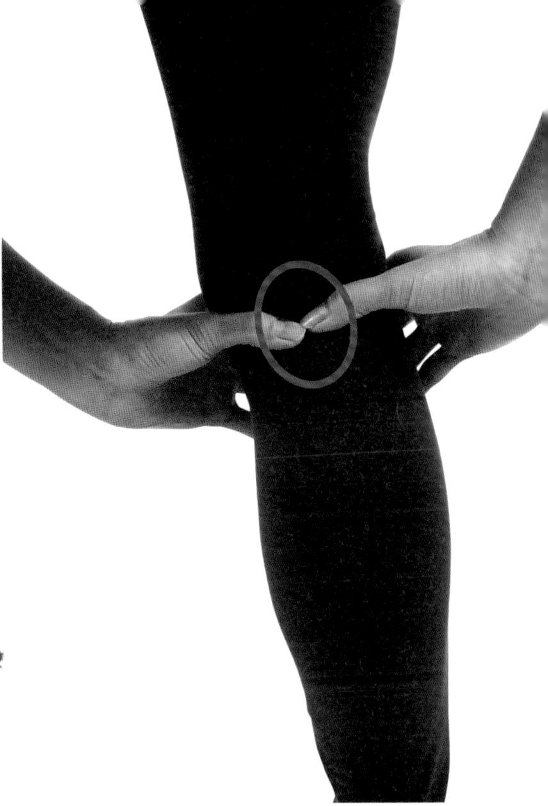

03 按摩大腿內側

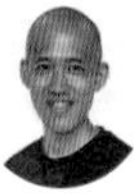

膝蓋、腰部會疼痛的人，有時是起因於大腿內側肌肉僵硬。
大腿內側的肌肉直接連結膝蓋，並透過體幹的深層肌肉與腰部相連。
因此該部位僵硬時，會對膝蓋、腰部造成負擔。
大腿內側其實很難按揉，不過可在坐著的狀態下使用手肘進行。從膝蓋到髖關節皆須加以仔細按摩！

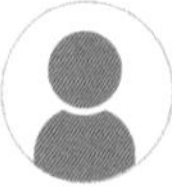

超痛的！不過鬆緩這塊肌肉後，腰也變得舒服多了。

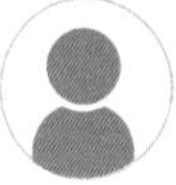

利用手肘進行按摩的這個方法，就算沒力氣也能簡單做到！

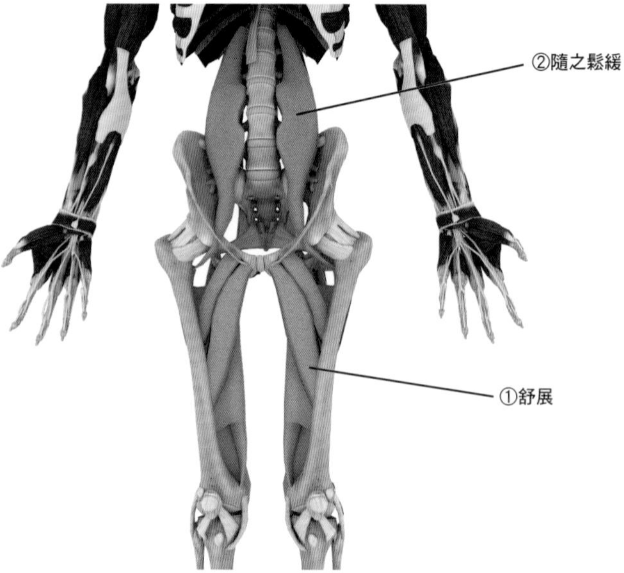

1
單腿貼地坐下，
以手肘抵住該大腿內側

2
另一隻手形成輔助，
施力按揉

3
從膝蓋到髖關節
皆須仔細按摩

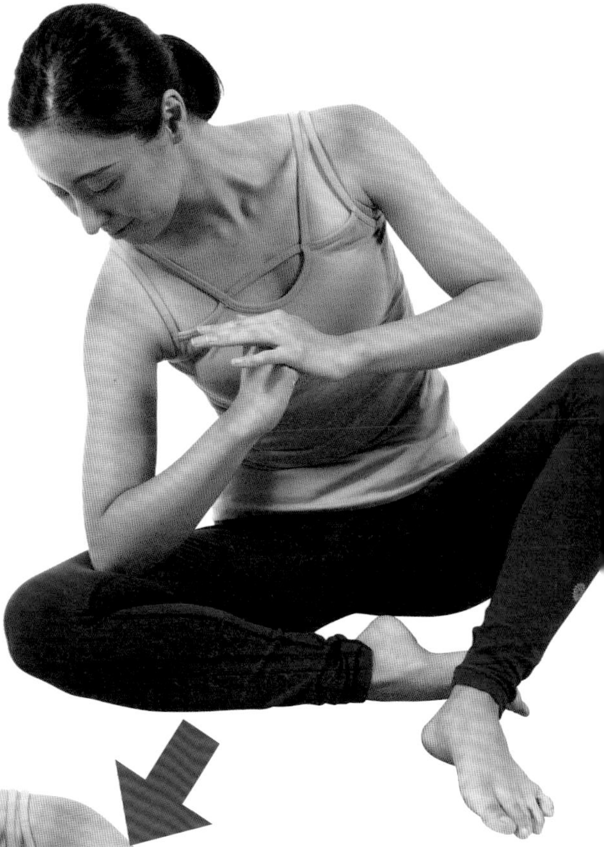

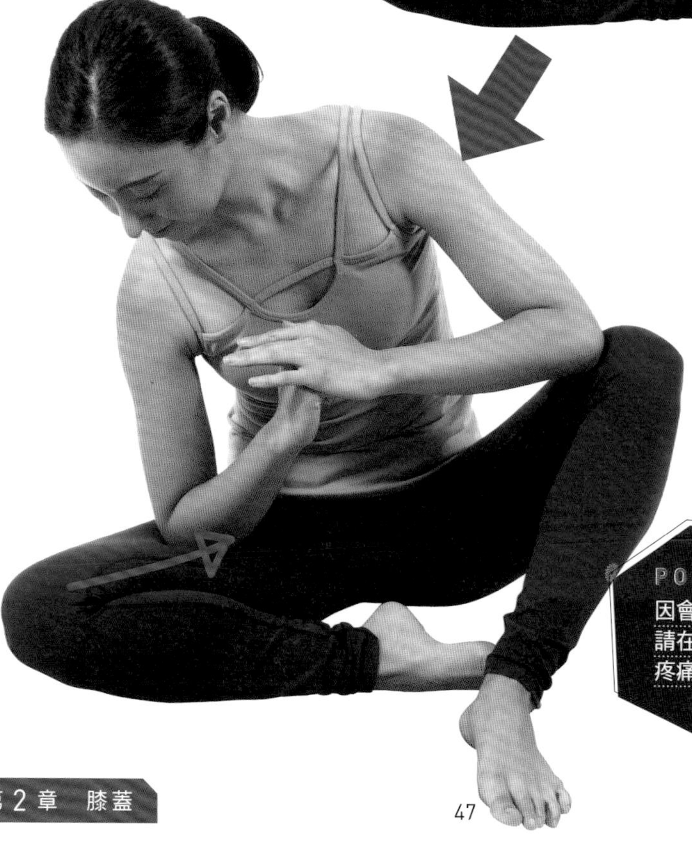

POINT
因會造成強烈刺激，
請在可忍受的
疼痛範圍內進行

04 膝窩的交叉點

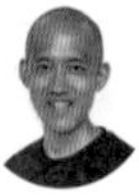

腰痛與膝蓋痛的原因在於膝蓋僵硬。
膝蓋肌肉與大腿外側相連，並經由臀部連接腰部，因此當膝蓋肌肉僵硬時，膝蓋與腰部便容易受到不良影響。
膝窩的肌肉也與能讓膝蓋順暢活動的體幹相連，因此要解決這項問題，就必須刺激此處。
只要這麼做，便能讓膝蓋、腰部變得舒服許多。

將左膝窩打直時會痛，我要試著做看看～！

最近早上起床後覺得身體很沉重，睡前來做一下吧。

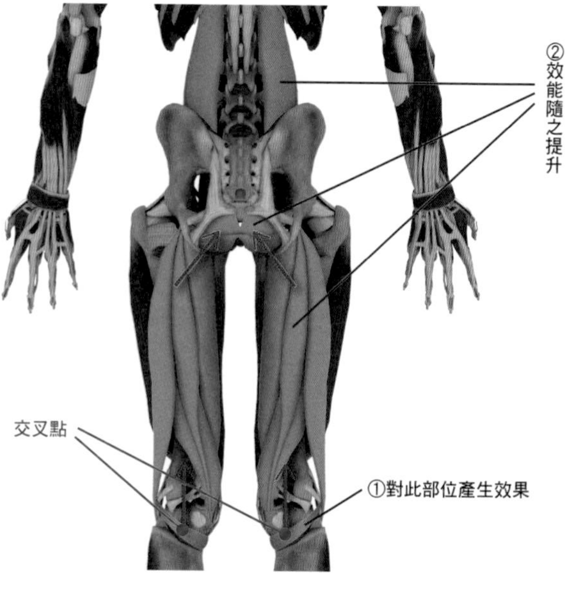

①
雙腳伸直坐下

②
兩手分別觸摸
雙腳的膝蓋骨後側

③
雙腳交互往前
伸出與收回，
反覆進行10次

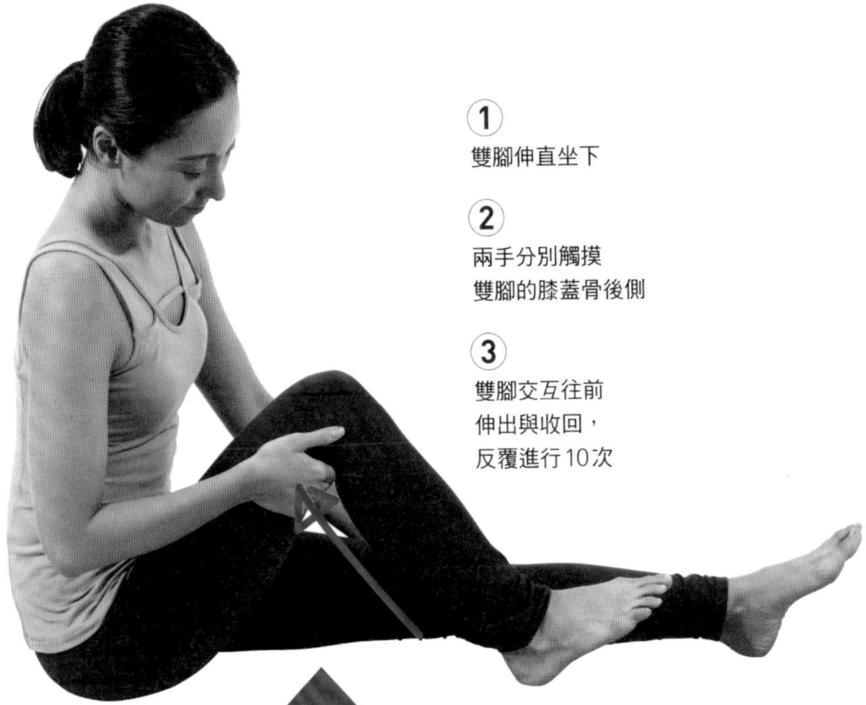

10次左右

POINT
- 無法保持此姿勢的人，可改為背部貼牆
- 進行時，為膝蓋往身體靠近，而非彎起膝蓋
- 伸直腳時，以放鬆往下滑的方式進行
- 全程維持腳跟貼地的狀態

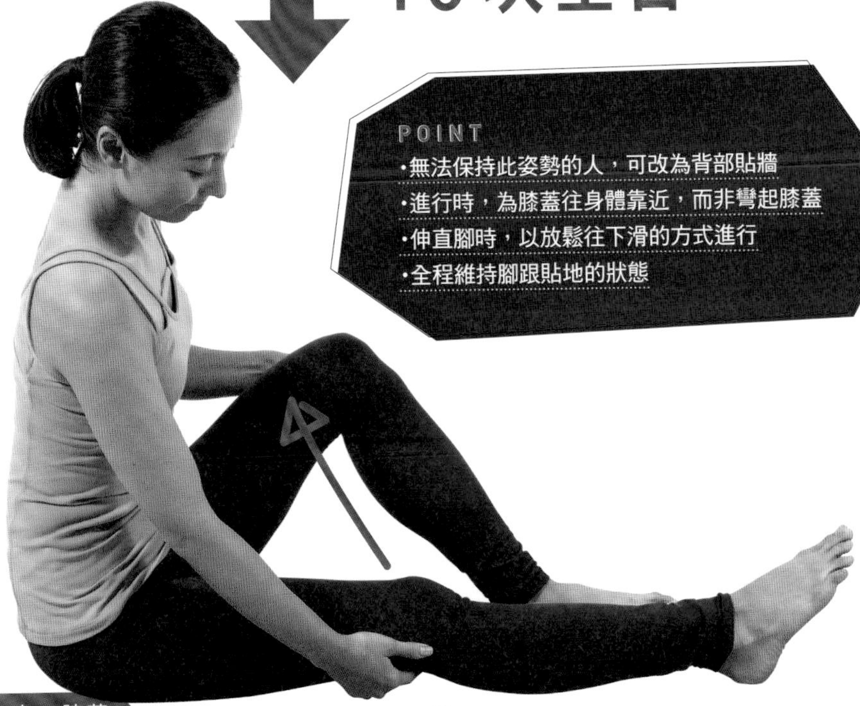

05 膝窩上方的交叉點

早上起床時腰痛、腿部沉重，
有這些症狀的人，請刺激大腿後側肌肉。
做法為雙腳伸直坐下，雙手分別握住兩側膝窩上方四指寬處，來回伸出與收回雙腳。
由於大腿後側與腰部、小腿相連，只要刺激此部位，就能讓腿與腰變得輕鬆許多。

持續做這個伸展運動讓我覺得骨盆前傾的狀況似乎改善了許多！

手指無法順利抓握關節後方……看來得再接再厲多練一陣子才行。

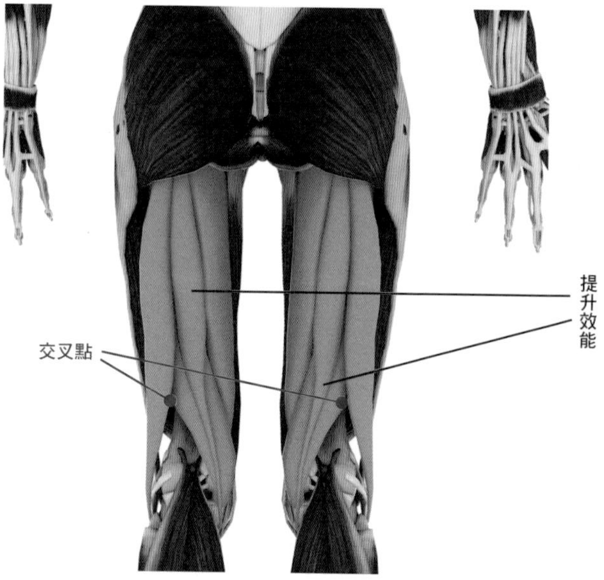

1
雙腳伸直坐下

2
雙手分別觸摸
兩腳膝蓋骨後側
上方四指寬處

3
雙腳交互往前
伸出與收回，
反覆進行10次左右

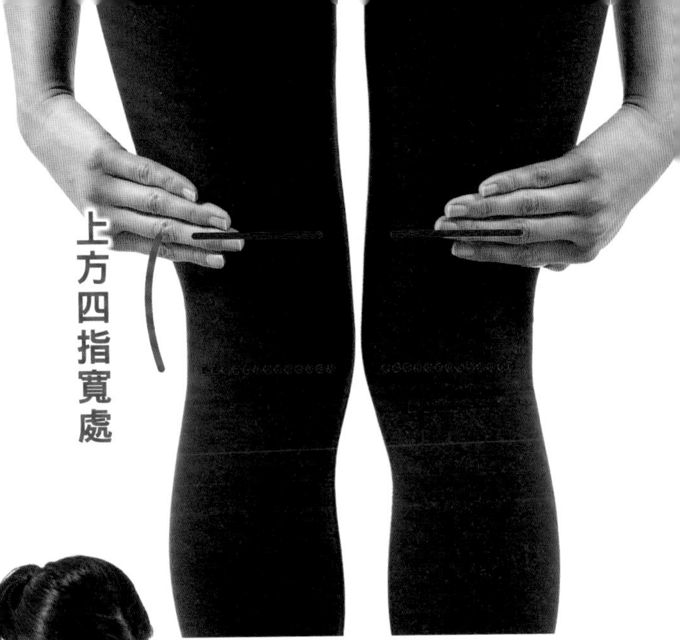

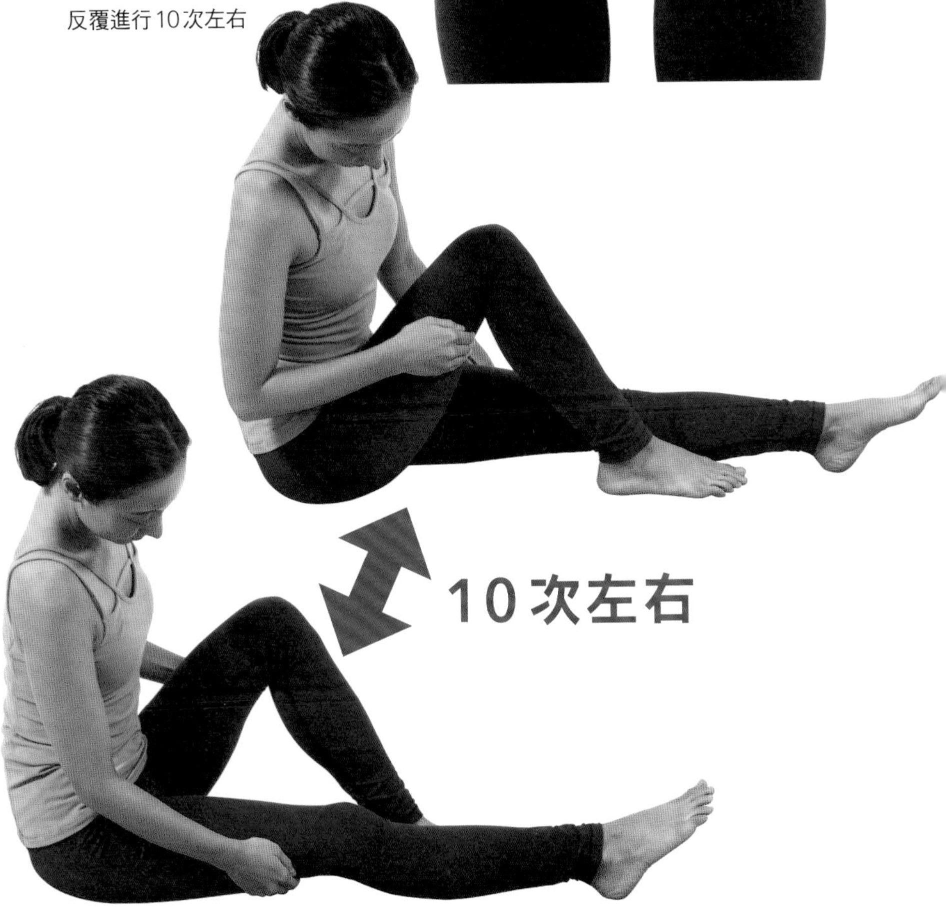

06 伸展大腿

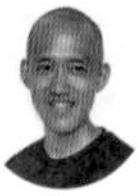

膝蓋痛、動作不靈活的人，往往起因於大腿僵硬。
因此伸展大腿肌肉是相當有幫助的，不過在這之前先搓揉膝窩，能喚醒膝蓋的深層肌肉，促進膝蓋順暢動作，更加提升伸展效果。
本篇列出了三個階段的大腿伸展運動，請大家根據自身的柔軟度加以調整！

原本一直考慮要不要去整骨，能得知此方法真的太幸運了！

我有一邊的膝蓋會痛，果然大腿肌肉很僵硬。

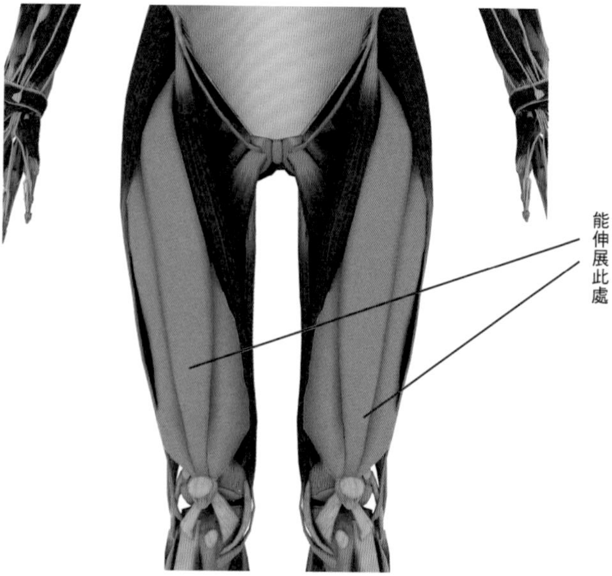

1
雙腳伸直，併攏坐下

2
一邊觸摸膝窩，
一邊將單腳往後彎

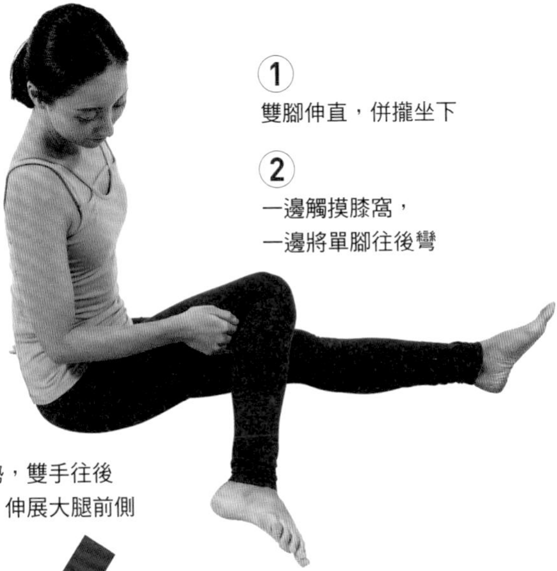

3
保持此姿勢，雙手往後
撐住地面，伸展大腿前側

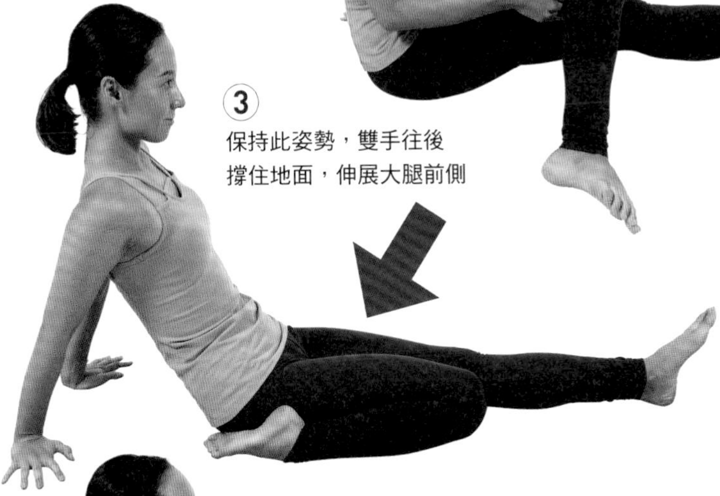

4
柔軟度夠的人，可撐起手肘進一步伸展

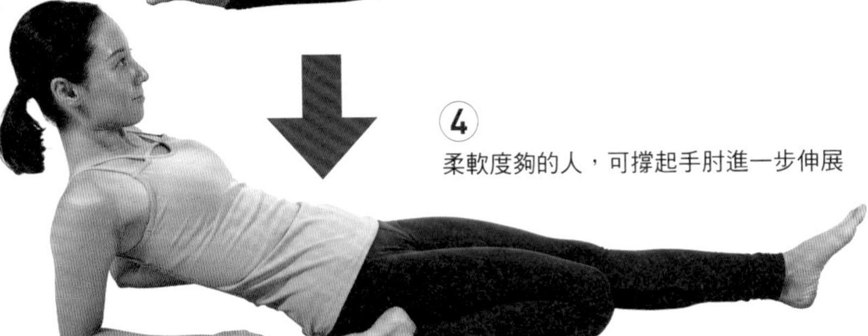

5
仍有餘裕的人，
則可平躺下來進行伸展

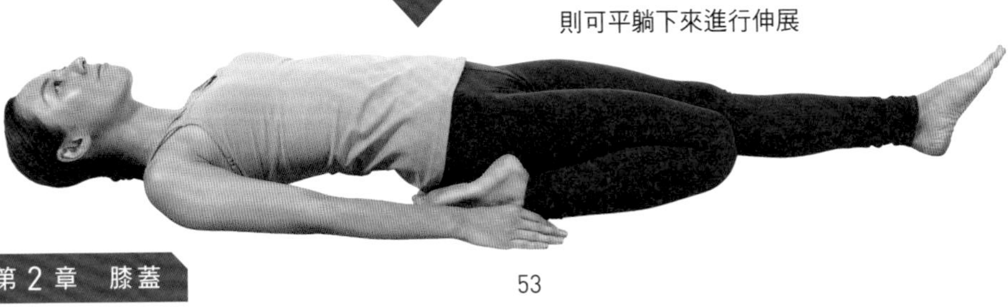

COLUMN

行走時不可刻意讓腳跟先著地

「我總覺得最近膝蓋會痛耶……」，這位總是充滿活力的學員會如此向我反應，實屬罕見，再聽下去才得知，此學員最近為了運動而拚命走路，而且時刻提醒自己腳跟要先落地。聽到這句話時，我立刻研判「原因就出在這裡！」。

實際上，教導走路方式的課程，的確會建議腳跟先著地。

而人類正常行走時，也確實是從腳跟先著地。可是，若刻意為之，走路時反而會不必要地使力。

再說明得更仔細一點，時時提醒自己腳跟要先落地時，就會出力抬起腳尖，結果導致過度使用的小腿肌肉僵硬，連帶也讓相連的大腿前側肌肉變得僵硬。如此一來，著地時膝蓋會是完全打直的狀態，並直接對膝蓋造成衝擊。

大腿後側、膝窩、小腿的深層肌肉與小腿、大腿前側肌肉所負責的作用截然不同，讓這些肌肉能確實運作，便能自然地行走，想練健走的人，不妨將第1、2章所介紹的伸展動作化為生活習慣喔。

第3章

10秒腰痛一掃而空！

髖關節・腰部伸展法

為何會出現姿勢不良的情形呢？

◆當姿勢不良時，骨盆就會歪斜，骨盆一歪斜，全身就會出狀況……

骨盆歪斜與慣性姿勢和動作等日常行為有相當大的關聯。

當骨盆歪斜時，就會對身體造成諸多不良影響，例如：

- 容易變胖
- 引起肩膀僵硬、腰痛
- 引起水腫與手腳冰冷
- 女性則會生理不順

因此必須顧好骨盆，從平時就多加保健。

骨盆歪斜的緣由因人而異。然而，其中也有共通的部分。

那就是腹部肌肉（腹直肌）僵硬。

腹部肌肉從肋骨一路分布至恥骨，位於身體表面，屬於經常用到的肌肉，同時也是因為過度使用而容易僵硬的肌肉。

此腹部肌肉與身體的各種肌肉相連，其中之一為體幹深層肌肉的「骨盆底肌群」。顧名思義，就是位於骨盆底的肌肉。因此，當腹部肌肉僵硬時，與其相連的骨盆肌肉也會變僵硬。

◆腹部肌肉僵硬的原因

話說回來，為何腹部肌肉會變僵硬呢。

相信應該有許多人對於腹部肌肉僵硬沒有具體概念吧？腹部僵硬不像肩膀僵硬或背部緊繃般，會令人即刻察覺，然而實際上有此狀況的人卻非常多。

這是因為無論哪一種不良姿勢，都會讓腹直肌出力之故。

姿勢不良可大致分為兩種類型。

駝背與骨盆前傾。

這兩種姿勢乍見之下完全相反，也讓人認為肌肉僵硬的部位應該截然不同，不過，彼此的差異僅止於外觀，會變僵硬的肌肉部位幾乎完全相同。而其中便包含了腹部的肌肉。

正因如此，欲矯正骨盆的歪斜，平時就必須舒展腹部的肌肉。

然而，光是舒展肌肉並不夠，因為慣性姿勢或動作會讓這些肌肉又立刻變得僵硬，所以必須讓肌肉維持在鬆緩的狀態。

能夠達成此目標的方法果然還是要藉助「體幹」的幾塊深層肌肉，使其發揮作用。

本書則透過「心窩」與「髖關節」的交叉點，刺激這些深層肌肉，使其恢復運作。

◆即使長時間坐著工作，只要腹部肌肉保持舒展的狀態就不容易疲累！

坐著工作時，往往會不知不覺地彎著腰而形成駝背姿勢。

而大多數人其實都不清楚肌肉的正確用力方法，在這樣的狀態下工作，身體會不斷使力，導致腹部肌肉僵硬。

腹部肌肉透過胸部與頸部、肩部連結，並經由側腹與腰部相連，因此腹部僵硬會連帶影響頸、肩、腰，導致這些部位的關節疼痛。

但若為避免駝背而抬頭挺胸，又反而會弄巧成拙引起背部肌肉僵硬。如此一來，呼吸會變淺，容易疲倦。

或許各位會認為「既不能縮著上半身，又不能挺得筆直，那到底該怎麼做才對啊？」其實，坐著時應掌握幾個竅門。

分別為以下三點。

・以髖關節為重心

・心窩放鬆不用力

・利用腋部降低肩膀位置（於第4章講解）

能夠做到這幾點，就能避免不當使力並維持姿勢，常保放鬆狀態。

首先從本章所介紹的舒展心窩與髖關節做起，開始建立觀念，踏出第一步吧！

01 按摩側腹

有腰痛問題的人，通常其側腹意外地僵硬。而這個部位僵硬會更加深腰部的負擔。
為此，利用大拇指按揉腰部與側腹交會處，能緩和腰痛的情況。
尤其因長時間站立、坐著、走路而勞累時，特別容易變僵硬，所以要適時按摩、紓緩肌肉！

試著按揉一下才發現有夠硬！或許這就是腰痛好不了的原因……。

肥肥軟軟的側腹深處居然有個硬邦邦的區塊，真令我驚訝。

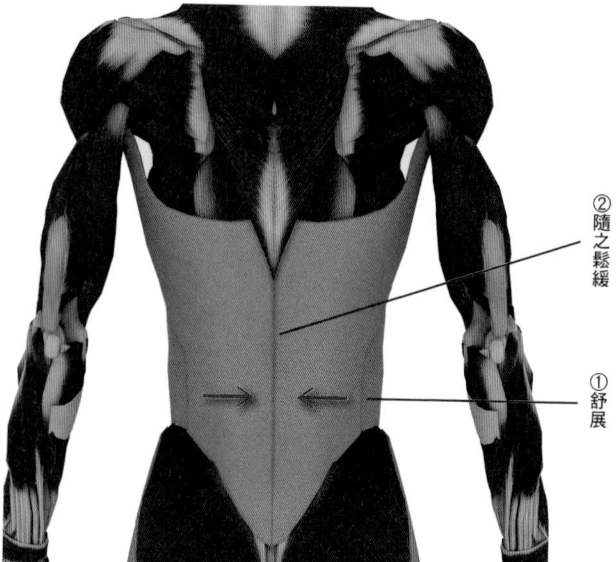

1
將手放在腰際，
並掐起該部位

2
周邊也加以按揉

3
若有疼痛的部位，
則先上下輕推後再按揉

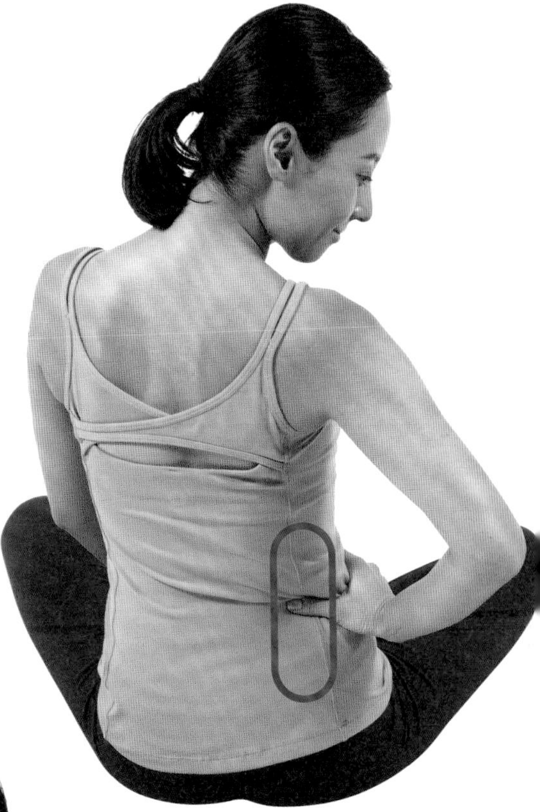

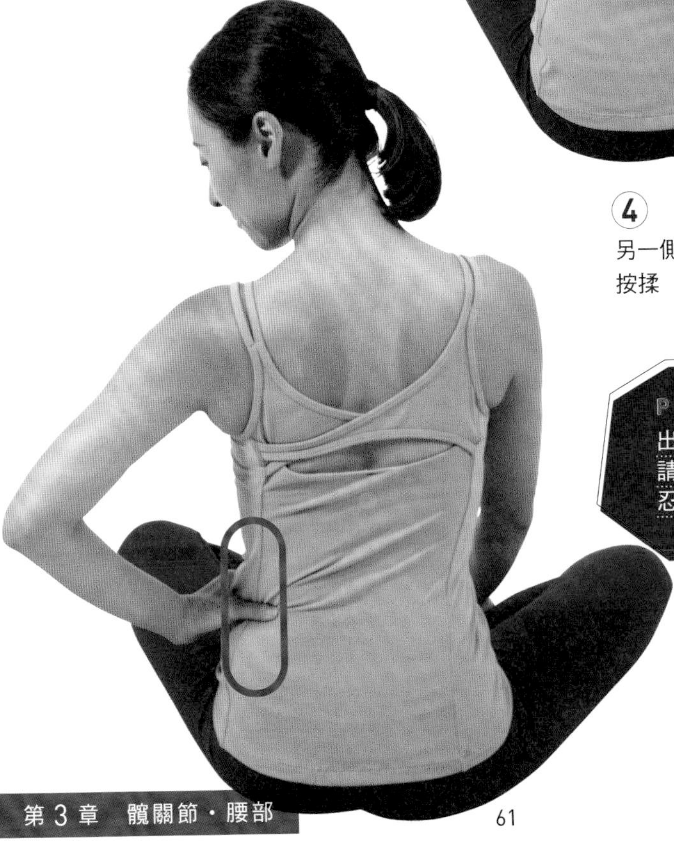

4
另一側也以同樣方式
按揉

POINT
出現強烈疼痛處
請勿勉強按揉，在能
忍受的疼痛範圍內進行

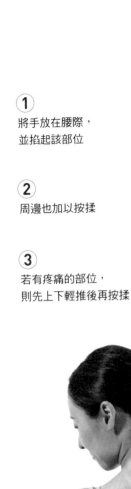

02 按摩心窩

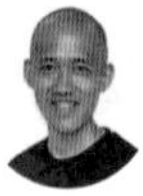

有腰痛或背痛的症狀，
或者雖然不痛卻總是緊繃，
礙於時間，無法前往治療或接受按摩……
有這些情況的人，請試著以手指按揉心窩（肚臍上方四指寬處）。
腹肌與背部和腰部相連，舒展此處的肌肉就能鬆緩腰部與背部。
工作有空檔時，請務必一試！

久坐辦公室時做這個伸展法，真的會帶來「舒展感」！

鬆緩腹部肌肉後，食欲終於恢復了。

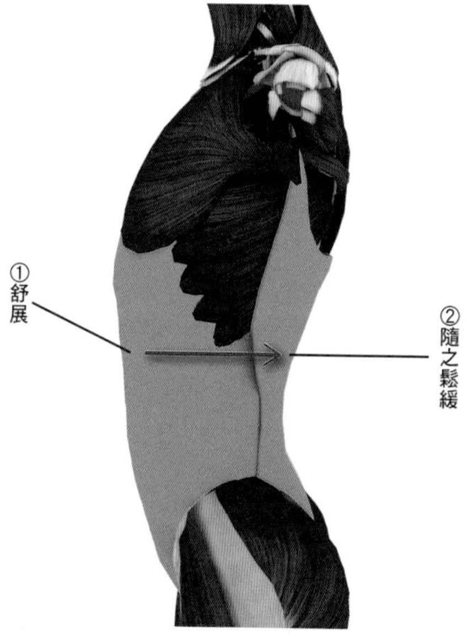

①
手指置於肚臍上方
四指寬處的心窩處

②
吸氣，吐氣的同時
彎曲上半身

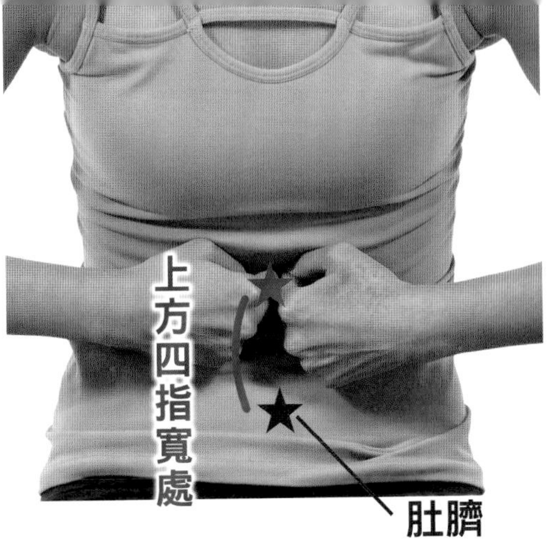

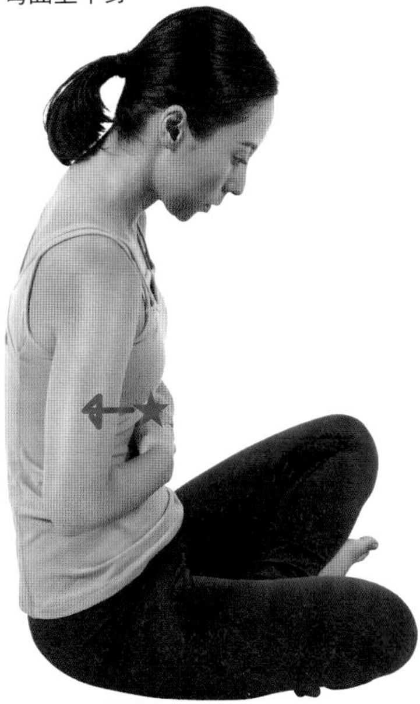

③
手指往深處按壓，
施力按揉

④
以同樣的方式按揉周圍肌肉

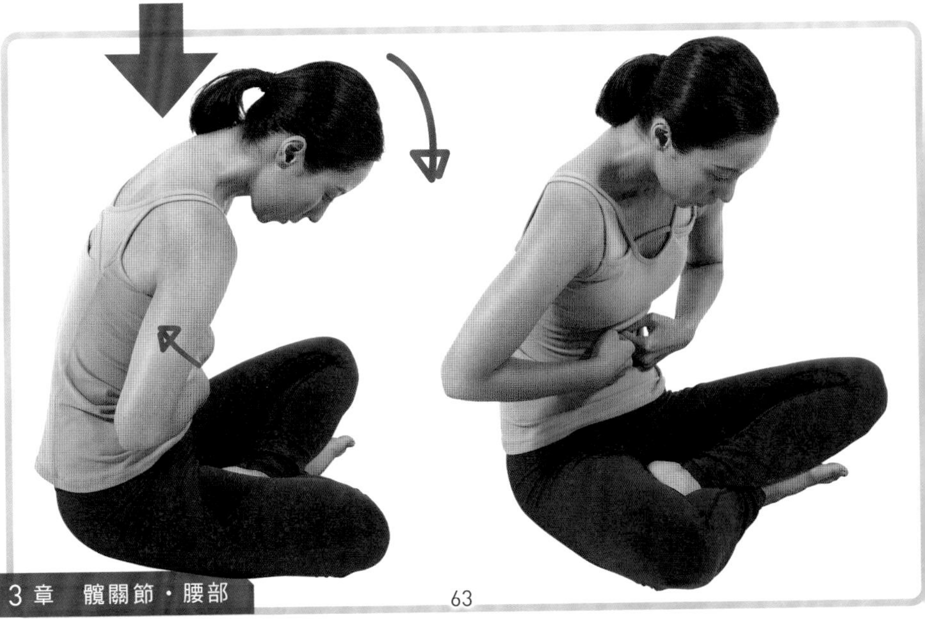

03 按摩肋骨內側

肩頸僵硬、呼吸淺短，
欲解決這些問題，請按揉肋骨內側肌肉。位於此處的橫膈膜不但與呼吸息息相關，也與能夠促使肩膀下沉以消除肩頸僵硬的腋部肌肉相連，因此軟化此部位的肌肉可有效改善上述症狀。雙手並用，分別將手指壓入兩邊的肋骨內側按揉。有些人會在過程中出現疼痛的情況，此時請不要勉強喔！

按摩時老覺得「手指壓不進去！」不過按揉過後，呼吸變順暢了。

就寢或看電視時都會順手做一做！

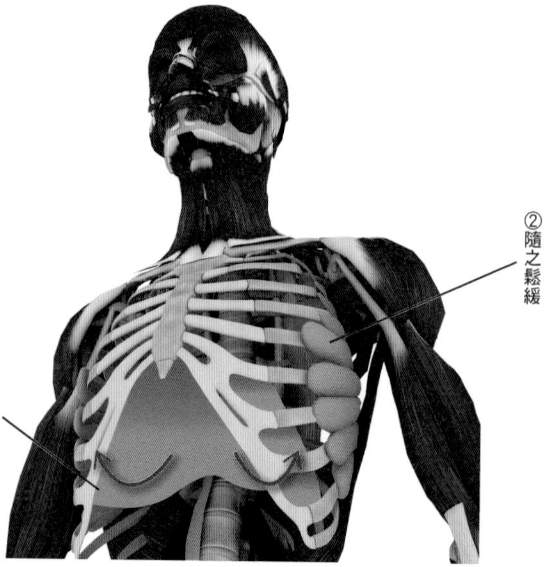

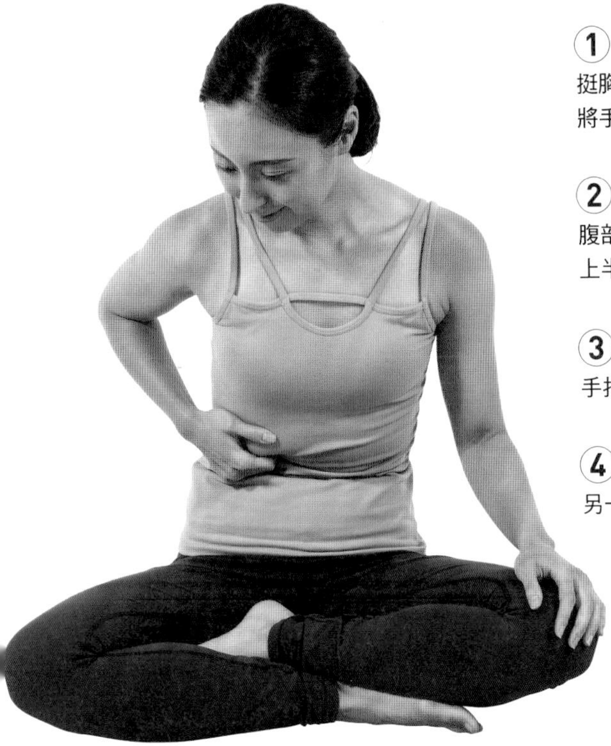

1
挺胸讓肋骨突出，
將手指沿著骨頭邊緣貼放

2
腹部放鬆不出力，
上半身稍微彎曲

3
手指往肋骨內側按壓

4
另一邊也同樣進行按揉

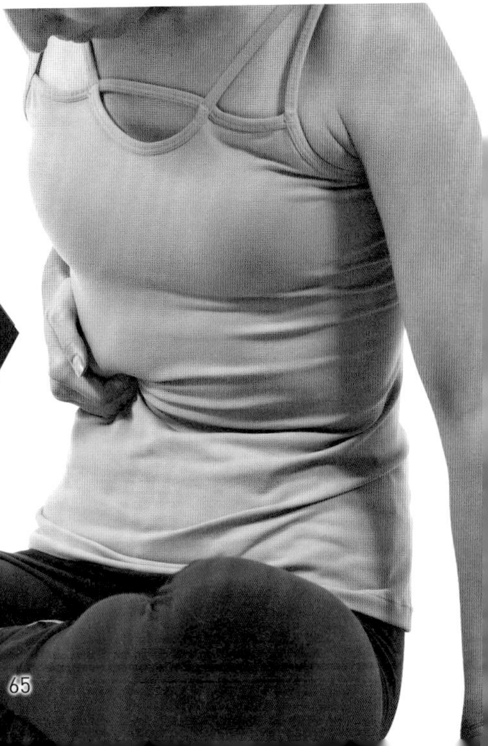

POINT
因肌肉僵硬或疼痛，
而無法將手指壓入肋骨內側的人，
只需按揉肋骨側邊即可

04 髖關節・臀部的交叉點

彎腰時腰會痛，或彎腰做事時腰就開始痛，
會出現這種情況的人大多未用到髖關節。
髖關節周圍除了分布大型肌肉外，能活動的範圍也不小，只要此處的肌肉確實發揮作用，就能大幅減輕腰部的負擔。
首先就從搓揉髖關節，以髖關節為起點練習彎腰做起！

做完後能得知骨盆落在正確位置時的感覺，效果相當好！

過去因半彎著腰的姿勢導致腰痛、飽受困擾，真的很感謝這個伸展法！

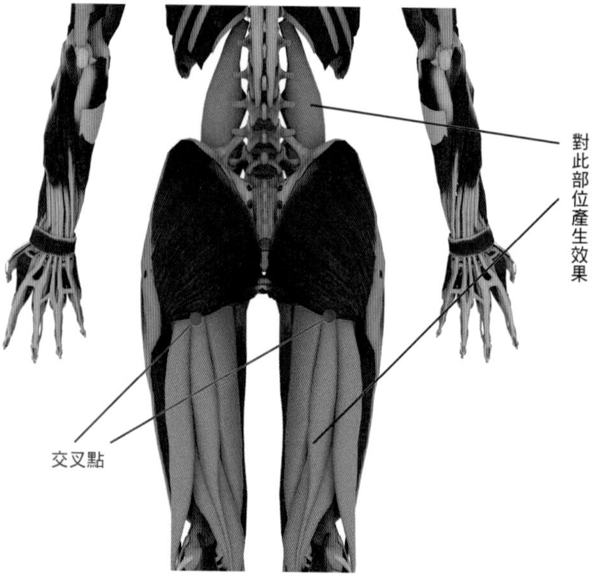

1
雙腳打開與肩同寬，
身體放鬆，雙腳朝向正前方

2
手指固定置於髖關節中央，
臀部往後推

3
感受大腿內側的伸展感

4
觸摸臀部外側的同時，
抬起上半身

5
進行10次左右

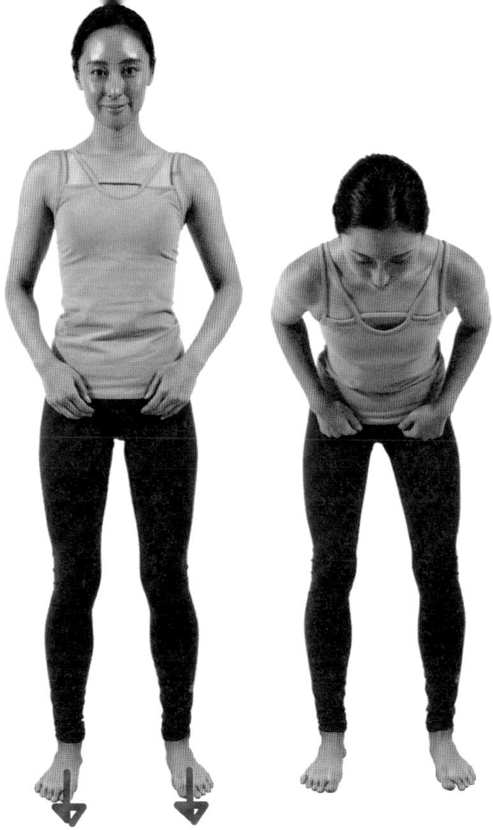

POINT
勿讓膝蓋內傾，進行時
膝蓋需與腳尖朝著同一方向

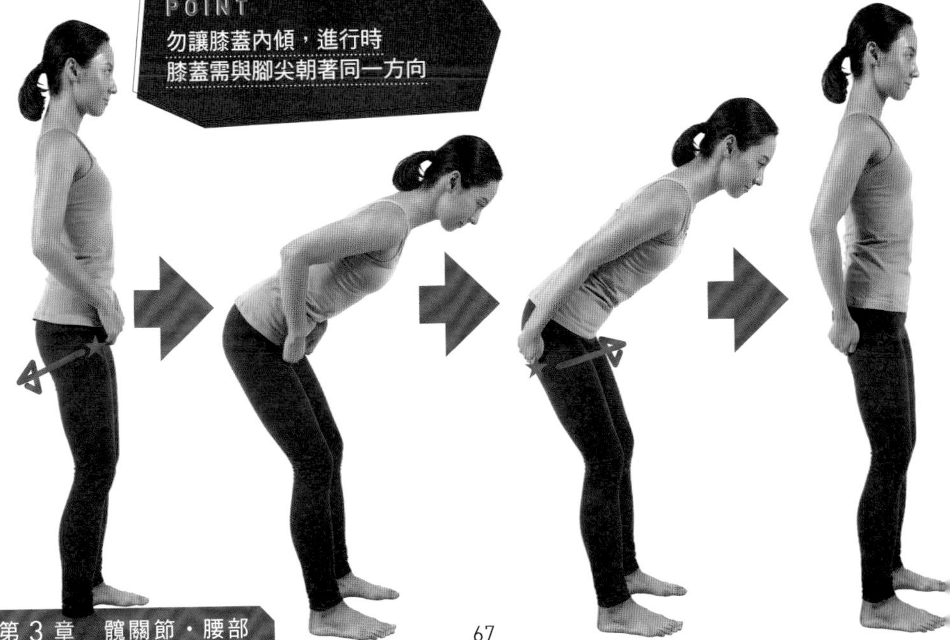

05 心窩・背部的交叉點

容易腰痛的人，腰部周邊的肌肉通常都很僵硬。雖然伸展與按摩能有效改善，但活動這些肌肉也非常重要。尤其位於心窩（肚臍上方四指寬處）背面的脊椎分布著一些穩定腰部動作的深層肌肉，建議有腰痛困擾的人觸摸此處並活動這些肌肉。一起來鍛鍊，讓我們的肌肉能像魚一樣柔軟活動。

不知不覺間，做這項伸展運動已經變成我的習慣！

腰部不舒服，所以試著慢慢做了這個伸展法，覺得腰好像沒那麼痛了。

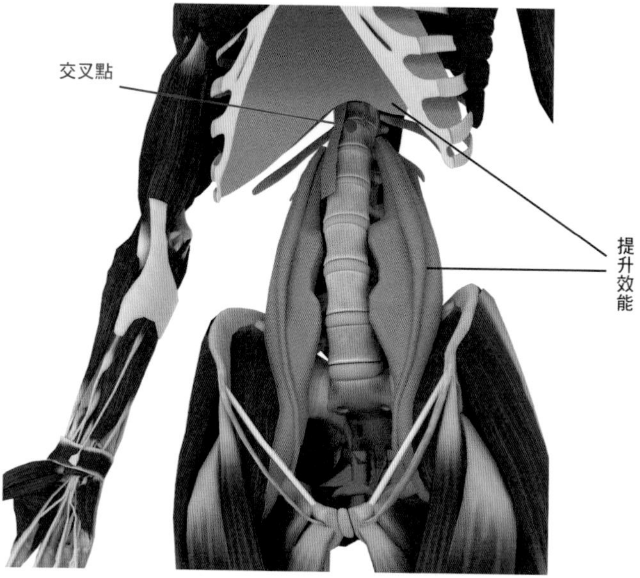

1

一手放在肚臍上方四指寬處，
另一手觸摸該位置的正後方

2

身體朝著兩側
髖關節的中央處彎曲，
待心窩接近此處後，
再將身體打直，
反覆進行這兩個動作

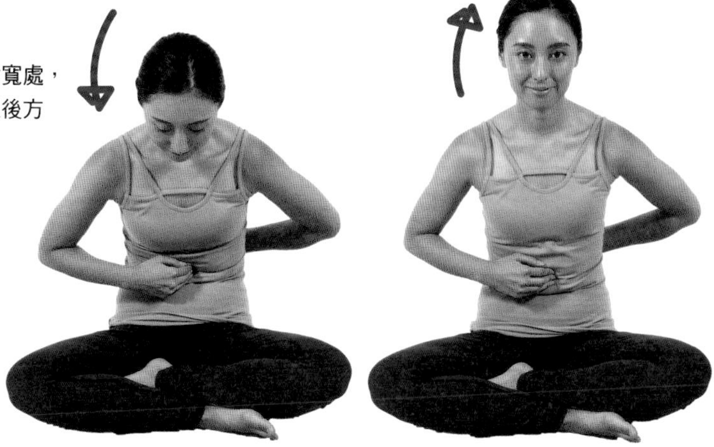

POINT
勿將身體
打得太直
而讓脊椎前傾

3

接著上半身往左右彎曲，
直到心窩接近
單側髖關節為止，
並確認脊椎有隨之動作

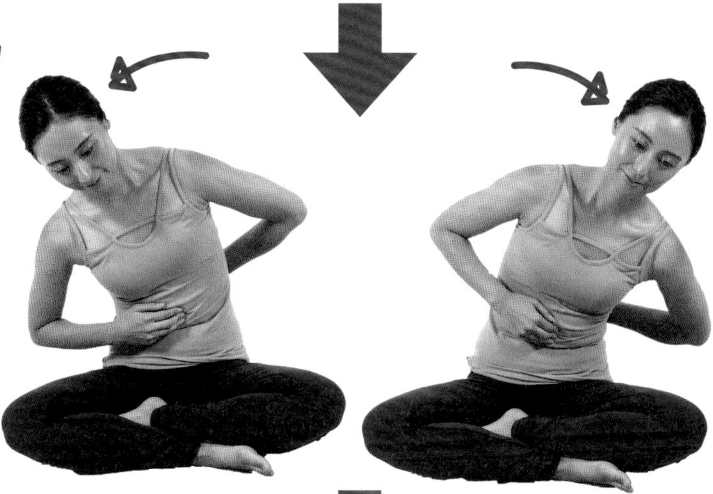

4

以同樣的方式將身體
朝單側髖關節方向扭動，
再回到原本的姿勢，
左右兩邊反覆進行

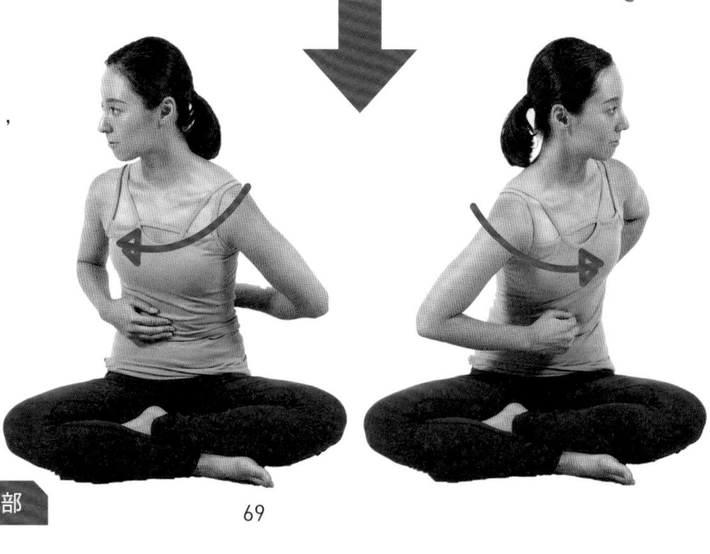

06 大腿後側伸展法

想改善腰痛、想讓髖關節變柔軟，
建議有這些需求的人來做大腿後側伸展運動。
重點在於進行的同時，需觸摸恥骨旁的髖關節。
觸摸此處進行伸展時，能讓髖關節隨之動起來，確實拉展大腿後側，並讓相連的腰部也達到舒展的效果。
首先就從每個動作維持10秒開始做起吧！

長時間站著工作導致脊椎兩側疼痛，這個伸展法讓我的疼痛大幅改善。

只要覺得髖關節不對勁，我就會立刻做這個伸展，能有效阻止疼痛惡化！

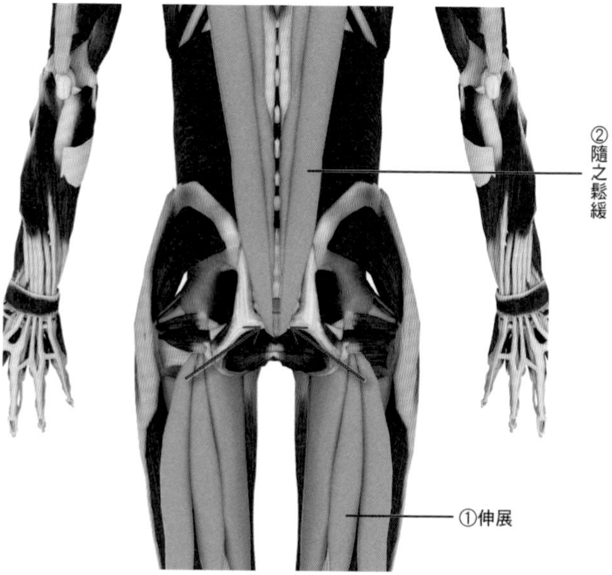

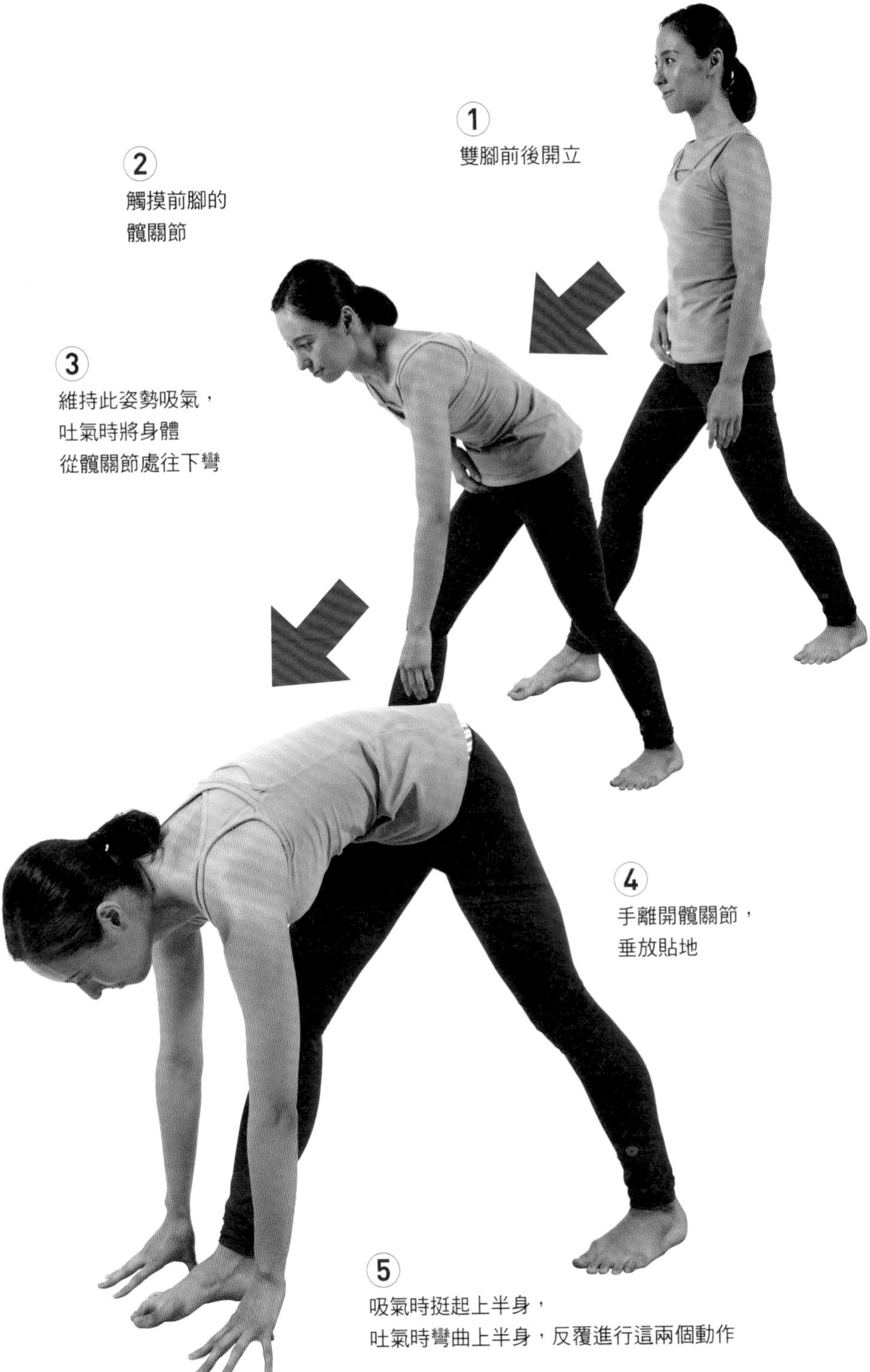
1
雙腳前後開立
2
觸摸前腳的
髖關節
3
維持此姿勢吸氣，
吐氣時將身體
從髖關節處往下彎
4
手離開髖關節，
垂放貼地
5
吸氣時挺起上半身，
吐氣時彎曲上半身，反覆進行這兩個動作

07 椅上臀部伸展法

建議有腰痛或膝蓋痛困擾的人進行臀部伸展法。
由於臀部肌肉與腰部和膝蓋相連，長時間坐著或站立，對臀部肌肉造成負擔時，腰部與膝蓋也會受到影響而變僵硬，甚至引發疼痛。
此伸展法可在早上起床後或就寢前進行，養成習慣持之以恆最重要。

剛開始練的時候會痛，練完後的伸展感令人覺得無比舒服！

可以感受到臀部到大腿的血流變得順暢。

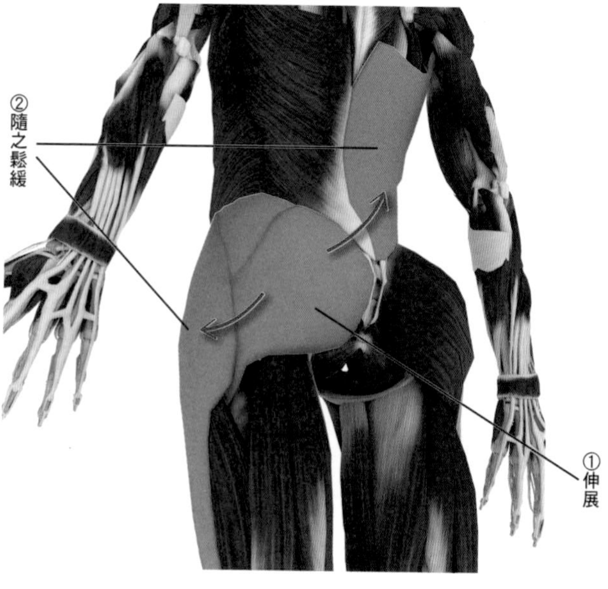

①
單腳疊放在另一腳的膝蓋上，觸摸髖關節

②
吸氣，吐氣的同時
將身體從髖關節處
往下彎

③
吸氣，回到原本的姿勢，
吐氣時再將身體往下彎，
反覆進行2～3次

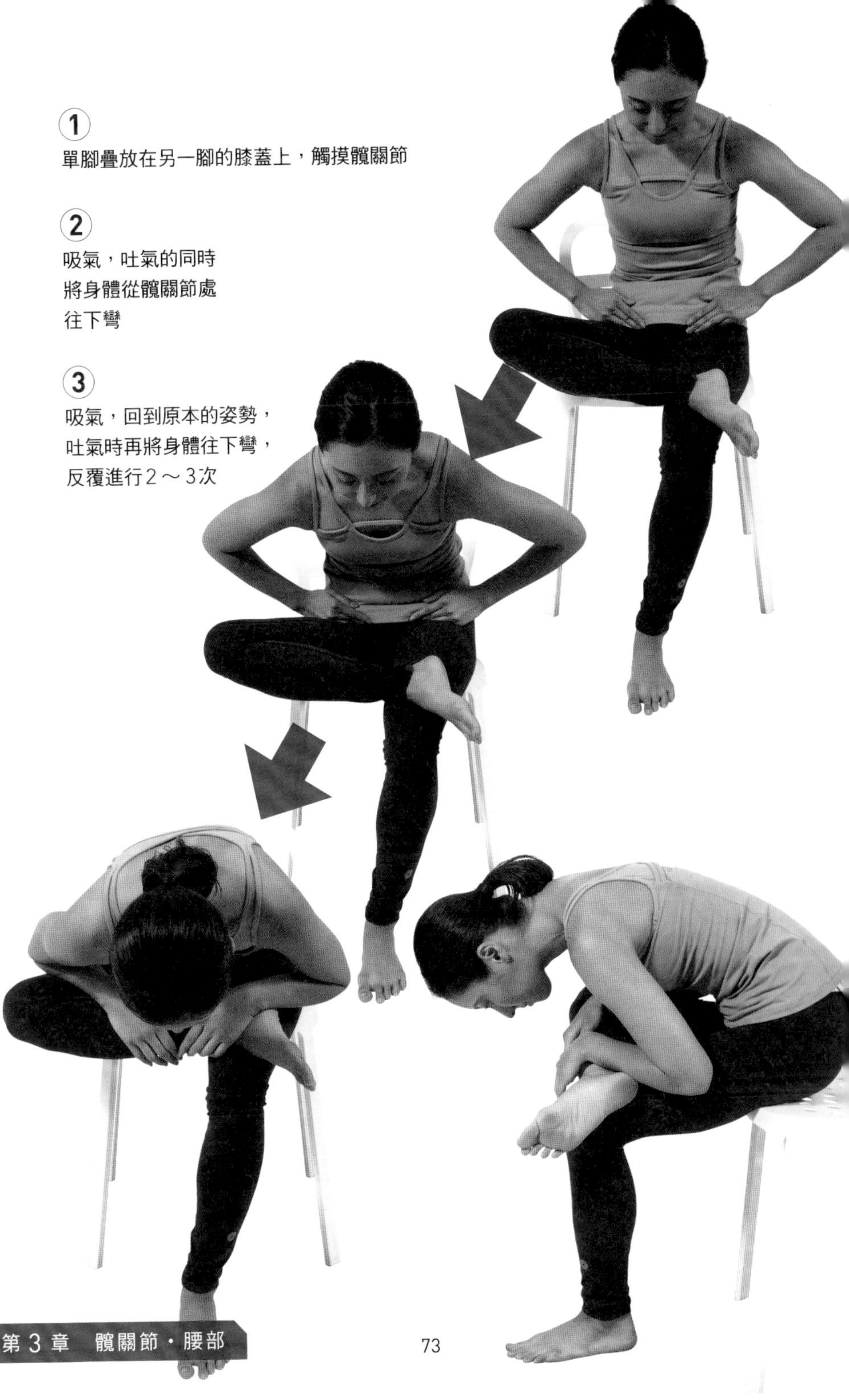

08 躺姿臀部伸展法

有腰痛的困擾，而且早上睡醒時特別痛、無法神清氣爽地起床，
有這些情況的人，請在早上起床前進行臀部伸展運動。
臀部的肌肉與腰部相連，舒展此處有助於減緩腰痛。而且臀部屬於大型肌肉，進行伸展能促進血液循環，讓人在早上神清氣爽地醒來。
建議大家從明天早上開始做做看喔！

沒想到一整年都覺得冰冷的臀部能因為這個伸展法獲得改善！

練了一陣子後，雙腳變得暖呼呼的，效果令人驚喜。

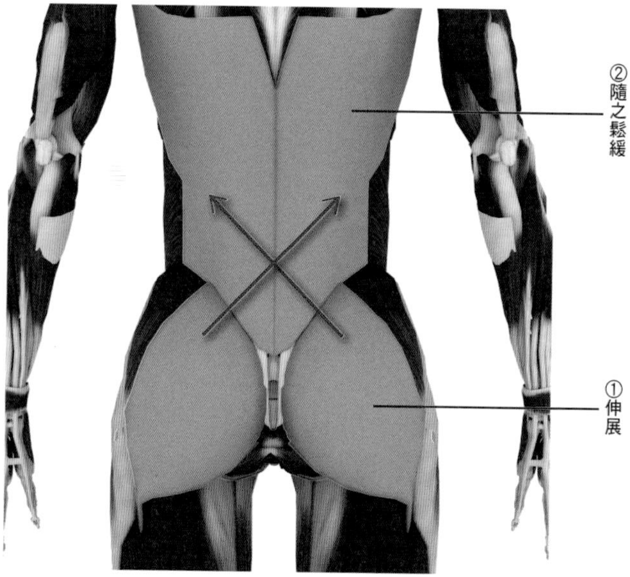

1
躺下後搓揉髖關節

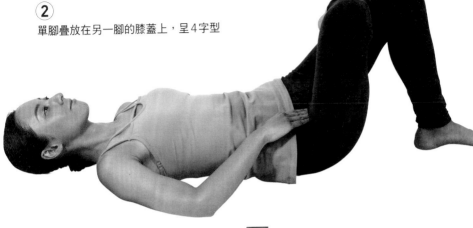

2
單腳疊放在另一腳的膝蓋上，呈4字型

3
單手伸入雙腿所形成的空洞中，
與另一手呈環抱姿勢

POINT
若做起來不勉強，
請雙手環抱膝蓋，
做不到時則環抱大腿後側

4
吸氣，吐氣的同時
將雙腿往胸部方向靠近

5
進行2～3次深呼吸

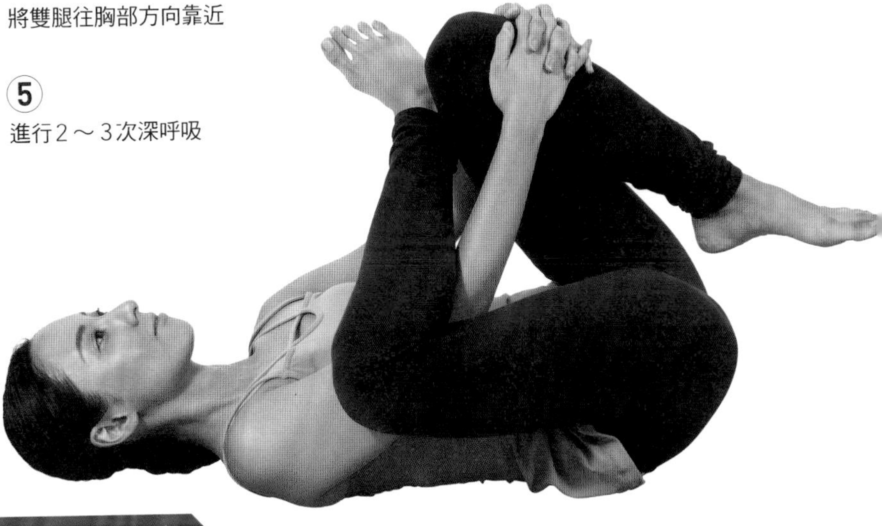

09 橫向跨步伸展法

腰痛、內八、X型腿、髖關節僵硬，
有這些情況的人往往起因於大腿內側僵硬。大腿內側透過髖關節肌肉與腰部連接，當此部位僵硬就會引起腰痛。
此外，大腿內側僵硬時，收合雙腳的力道也會隨之加重，如此便容易造成內八或X型腿。一起來做橫向跨步，借助肩膀的力量將膝蓋往外推，鬆緩大腿內側肌肉吧！

改善X型腿的資訊很少，讓我相當煩惱，能得知這項伸展法真令人開心！

左側腰痛遲遲不好，我會試著做做看。

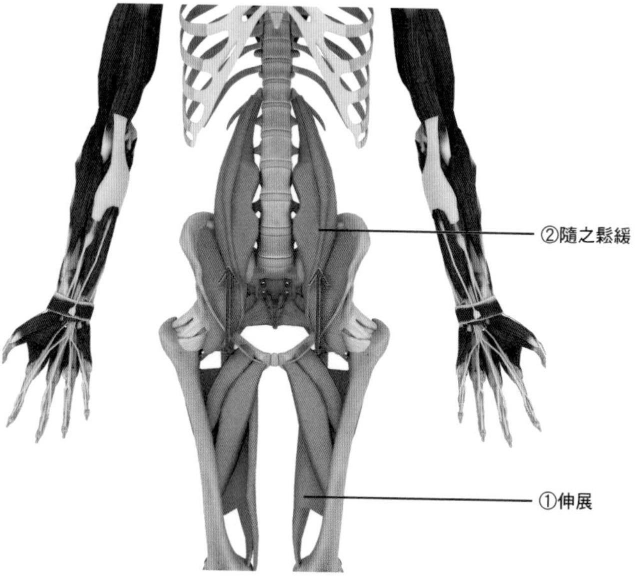

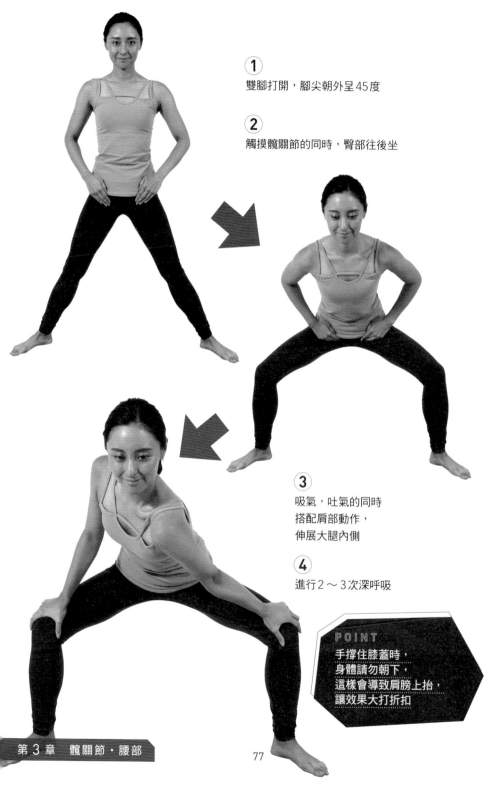

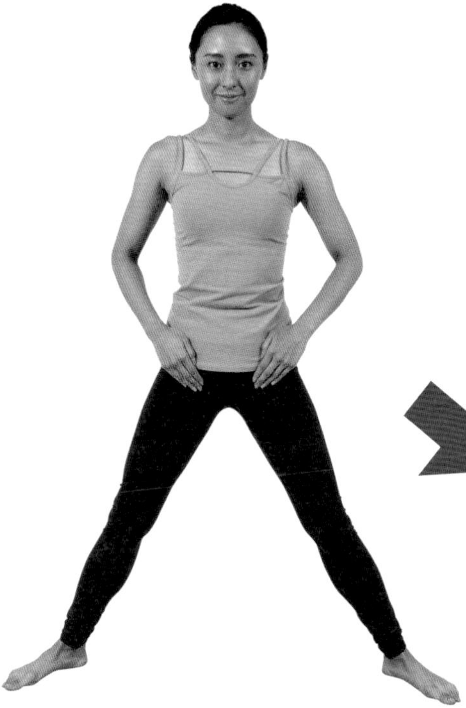

1
雙腳打開，腳尖朝外呈45度

2
觸摸髖關節的同時，臀部往後坐

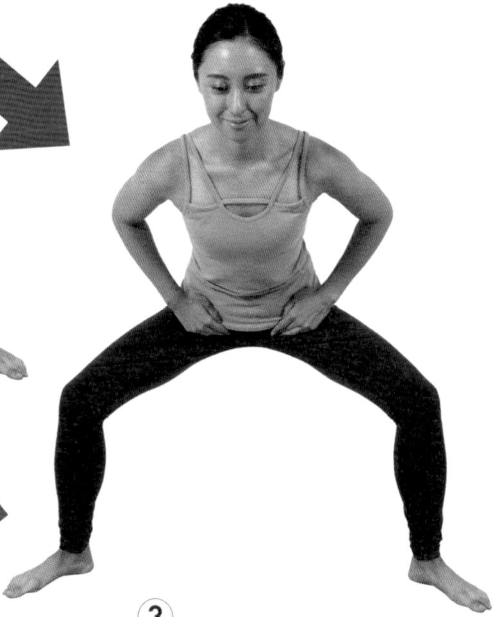

3
吸氣，吐氣的同時
搭配肩部動作，
伸展大腿內側

4
進行2～3次深呼吸

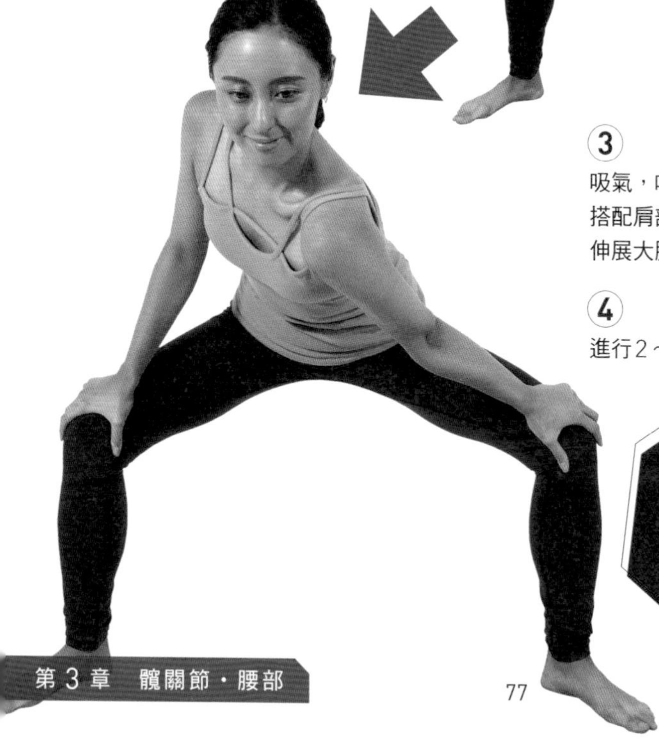

POINT
手撐住膝蓋時，
身體請勿朝下，
這樣會導致肩膀上抬，
讓效果大打折扣

10 縱向跨步伸展法

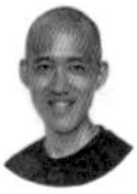

腰痛、
膝蓋痛，
引起這些情況的原因之一為髖關節僵硬。
髖關節前側分布著與腰部和膝蓋連結的肌肉，當此處僵硬時，就會引發上述症狀。
這項伸展法能當成預防與緩解疼痛的對策，好好鍛鍊一番準沒錯！
單手貼著牆壁進行能維持姿勢穩定，更容易達到鬆緩效果。

鬆緩髖關節後，覺得身體變輕盈了。

伏案工作導致腰部與臀部動不動就痛，所以立刻體驗了這個伸展法！

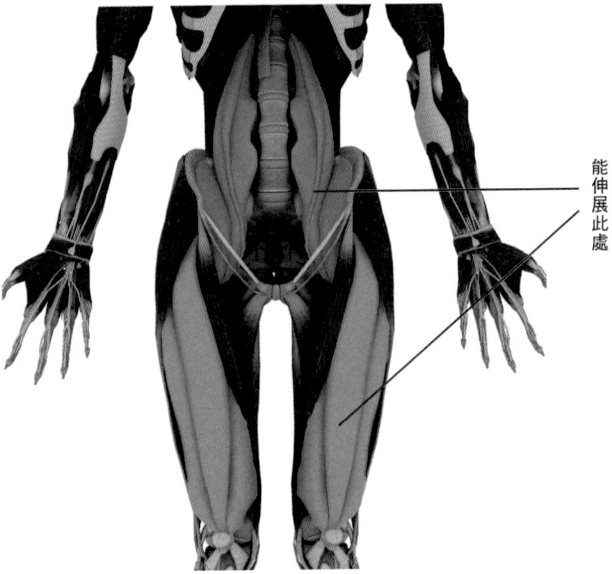

1

雙腳前後打開，
無法做到此姿勢的人請單手貼著牆壁

2

勿過度挺胸或
身體過於前傾，
心窩處微彎

3

觸摸位於
臀部外側的交叉點

4

吸氣，吐氣的同時
將上半身往前推，
彷彿往前推出交叉點般

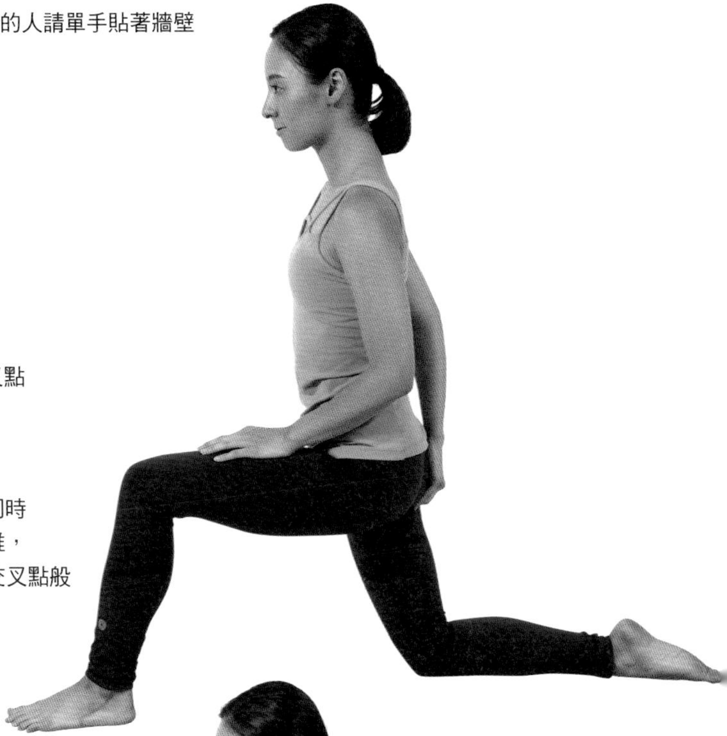

5

在可以忍受的疼痛範圍內
維持此姿勢，進行2～3次深呼吸

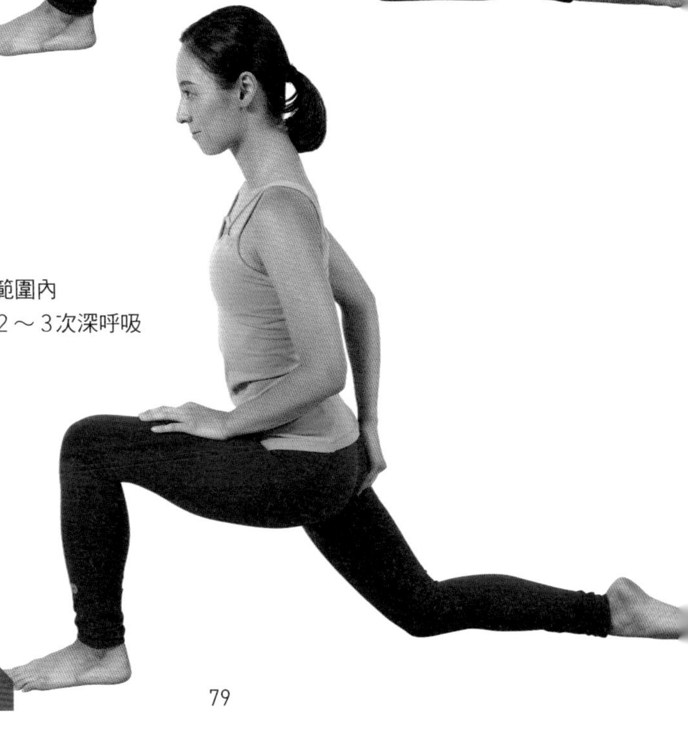

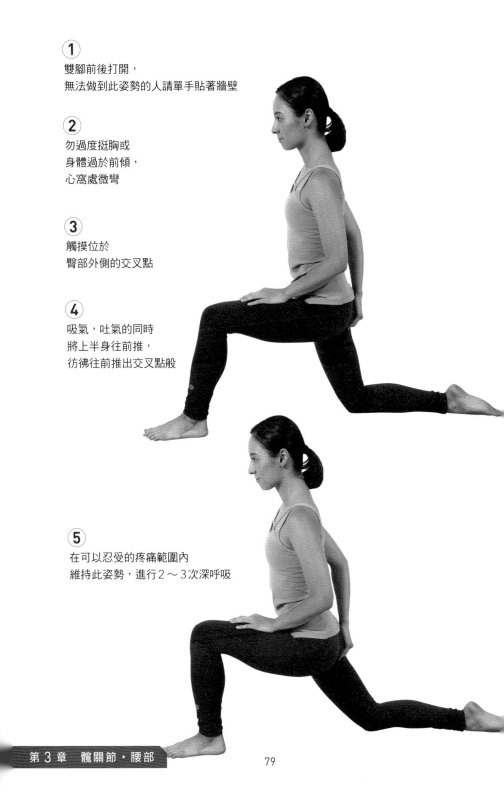

COLUMN

大肚腩的原因在於腹部肌肉僵硬！

下腹凸出導致大肚腩。這對男女來說都是一項困擾。其實，大肚腩的原因有兩個。

第一個原因，單純只是因為脂肪堆積。吃太多自然是主要因素之一，不過除此之外另有其他緣由。當日常生活中的各種習慣引起姿勢不良，導致內臟與肌肉僵硬時，脂肪的燃燒效率便會降低。如此一來，皮下脂肪與內臟脂肪就會滿滿地囤積於腹部。

第二個原因為內臟下垂。這也是起因於日常生活中各種習慣與不良姿勢，導致內臟下墜而造成大肚腩。當內臟下垂時，腸子會受到壓迫，腸道機能因而降低，容易累積氣體與糞便，因此更加助長了大肚腩的形成。

無論那一項原因皆與不良姿勢有關，而其根本緣由就出在腹部肌肉僵硬。這個情況可透過鬆緩心窩、肋骨內側肌肉，以及刺激心窩的交叉點達到舒展效果，肋骨擴張有足夠的空間後，內臟便能歸位。如此一來，肌肉與內臟才能發揮原本的功用，代謝也會變好！

第4章

10秒肩膀僵硬一掃而空！

肩部・頸部・頭部伸展法

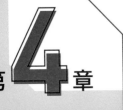

消除肩膀僵硬的超重要觀念。關鍵就在「腋部」

◆刺激腋部的威力讓12萬人嘖嘖稱奇！

當肩膀僵硬時，許多人會按摩肩膀，但大家可知其實光這麼做是不夠的？

肩膀僵硬具體而言指的是，肩膀變得硬邦邦，血流不順的狀態。受此影響，肩膀容易往上提，也可說是動不動就會呈現聳著肩的狀態。

每當我們覺得「啊——肩膀好硬喔！」而下意識觸摸的地方，其實分布著從頸根往肩膀與肩胛骨延伸的「斜方肌」，當這塊肌肉變硬、萎縮時，就會造成肩膀上提。

如此一來，就不單只是令人困擾的肩膀僵硬，還會引起下列問題。

- 頭痛
- 暈眩
- 呼吸淺短
- 煩躁、情緒不穩
- 難以入睡

・手腳冰冷

斜方肌是負責拉提肩膀的肌肉，與此相對的則是分布於腋下的「前鋸肌」。這塊肌肉沿著肋骨往斜下方分布，具有「將肩膀往下拉」的作用。

當這個前鋸肌罷工時，斜方肌就得獨自苦撐所有工作，時間一久，肩膀會變得僵硬又緊繃。因此，無論怎麼按摩肩膀也無法使其放鬆，依舊硬邦邦。

相反的，刺激腋下便極有可能消除肩膀僵硬的情形。

讓我的推特推文成為發燒話題的契機，正是「刺激腋部繞肩短片」，其吸引了12萬人按讚。

這則影片似乎幫助了許多因肩膀不適而深受其擾的朋友們。

◆關於肩膀的另一項誤解

駝背與肩膀僵硬一樣，相信也是許多人的困擾吧。

坐著工作時，會突然察覺自己「不小心又駝背了」，有些人會在此時挺胸將手臂往後拉，讓肩胛骨內縮，但遺憾的是，這麼做並無法改善駝背。而且，這樣的做法還常常遭受誤解。

讓肩胛骨往內縮的肌肉與先前所解說的斜方肌一樣，皆具有拉提肩膀的效果。

當肩膀上提之際，嚴格來說，是肩膀會前傾上抬，如此一來脊椎會隨之彎曲，結果就造成駝背。因此，讓肩胛骨往內縮反而助長了駝背的情況。

那麼，駝背的原因究竟是什麼呢？那是由於胸部、鎖骨周圍的肌肉，以及腹部肌肉僵硬緊縮所引起。所以只要能鬆緩這些部位的肌肉，駝背的情況自然能獲得改善。

按摩胸部中央區塊能一次鬆緩胸部周圍的肌肉，再搭配按揉容易緊縮的鎖骨周邊肌肉後，就會輕鬆舒服許多。

此外，做一些擴展胸部與肋骨，而非讓肩胛骨往內縮的伸展也有效。

◆還能同時解決因肩膀所引起的頭痛！

頭痛也是這樣，疼痛發生的部位與原因所在的部位有時會有所出入。

頭痛還可分為各種類型，不過約占整體80％的是慢性頭痛，也就是所謂的「慣性頭痛」。這還可再細分為「偏頭痛」、「緊張型頭痛」、「叢集性頭痛」三種，其中尤以緊張型頭痛特別多。幾乎所有的頭痛都屬於這個類型。

緊張型頭痛是因為壓力或長時間維持同一姿勢引起血液循環不良，導致背部至肩頸、頭部的肌肉緊繃所造成。

比方說，伏案工作長時間呈駝背姿勢時，腹肌與背肌會因為不斷使力而變得僵硬。如此一來，位於頭部側面的肌肉就會受到胸部、肩膀、頸部肌肉的影響而緊繃。結果就引發頭部像被緊緊勒住般的情況。

為預防這樣的情形，除了前面所提到的消除肩膀僵硬外，還需搭配腋部與胸部的伸展，舒緩後腦根部、頸根、頭頂，斬斷肌肉緊繃的連鎖反應至關重要。

因此，請跟著本章的肩部・頸部・頭部伸展法，一起來消除肌肉緊繃吧。

01 按摩鎖骨

肩膀與肩胛骨的動作不靈活、會疼痛的人，有時是起因於鎖骨沒有活動的緣故。
仔細捏揉鎖骨下方的肌肉，能讓鎖骨的動作變靈活，與鎖骨相連的肩膀與肩胛骨的活動範圍也能獲得改善。
此部位往往容易被忽略，有肩部不適症狀的人，請確實按摩鬆緩此處的肌肉。

泡在浴缸裡時做這個伸展法，真的超舒服的！

下次也要建議手舉不起來的爺爺做這個伸展法。

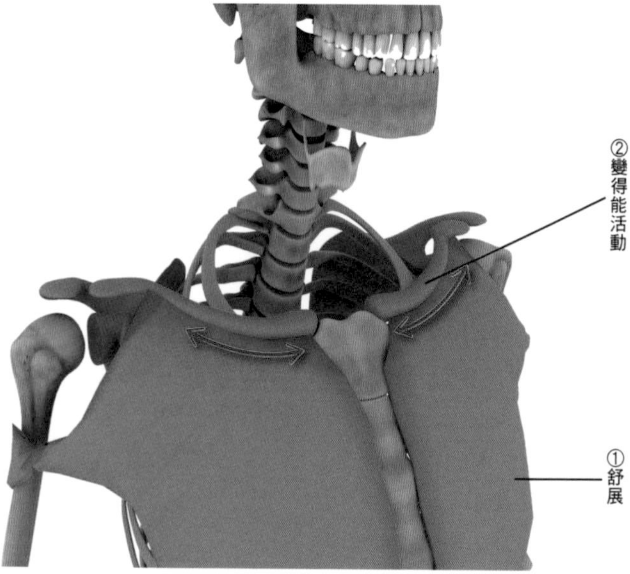

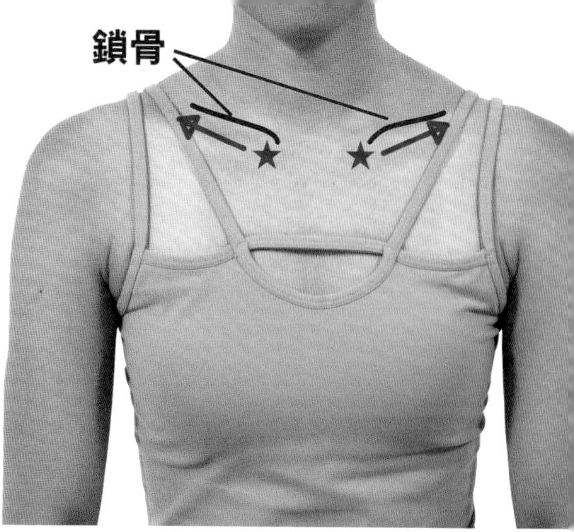

1
將手貼放於鎖骨下方根部處

2
一路往肩膀的方向施力按揉

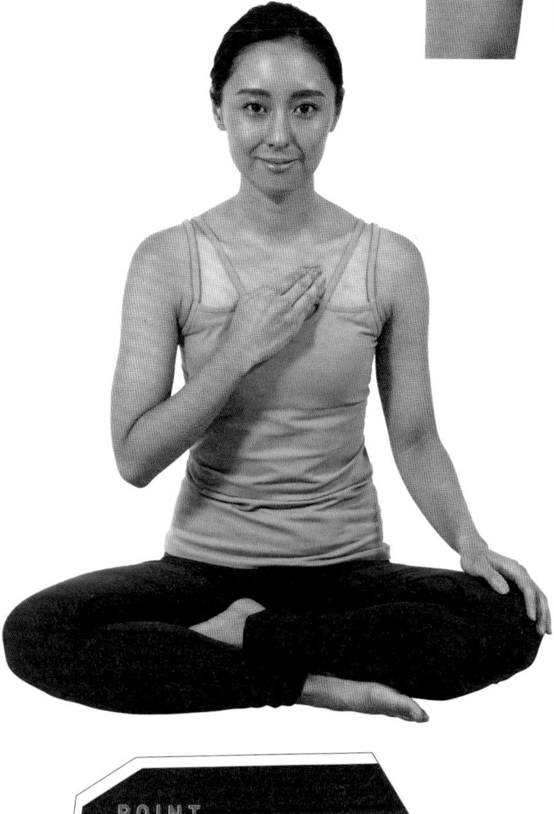

3
周邊也予以按揉

4
另一邊也以
同樣的方式按揉

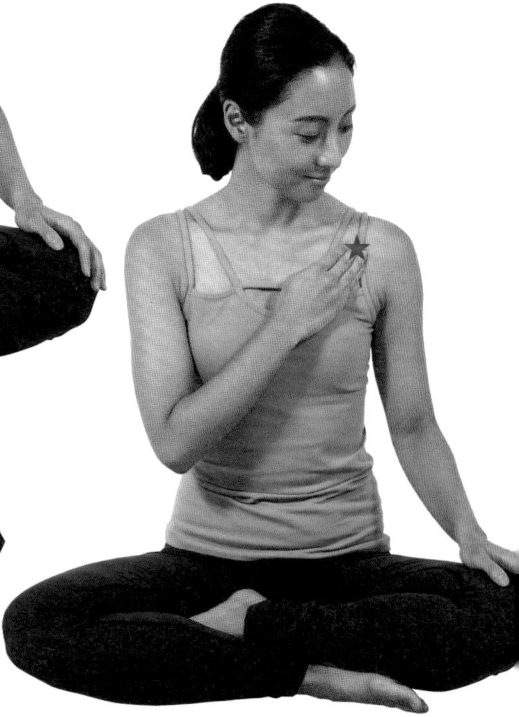

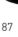

POINT
按揉到最靠近肩膀的地方時，
會有一道凹陷處。
這裡特別容易緊繃，
請仔細按摩

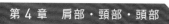

02 按摩胸部中央處

駝背、圓肩、肩頸僵硬，
有這些症狀的人，請按摩胸部中央區塊。這是因為此處分布著連接胸部、肩部、頸部肌肉的筋膜。
因此只要按摩這裡，便能一舉鬆緩這些部位的肌肉。
有些人按揉此處時會感到疼痛，所以請勿過於勉強，輕柔但確實地按摩這些肌肉！

脖子、肩膀還有臉都變得暖烘烘！頭痛也稍微減緩了。

最近常常一整天都覺得呼吸不順，今天做了這個伸展法後神清氣爽。

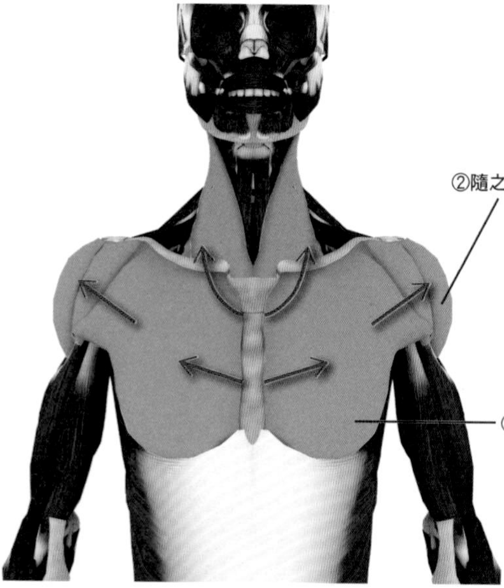

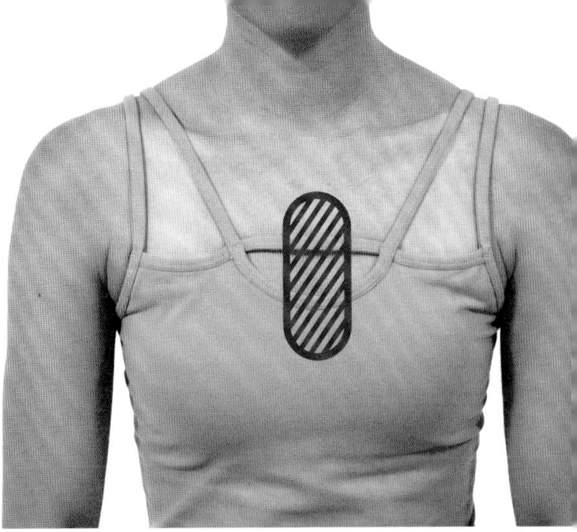

1

將雙手的四根手指
貼放於胸部中央，
上下輕推，施力按揉

2

上下左右輕推的同時，
按揉周邊區塊

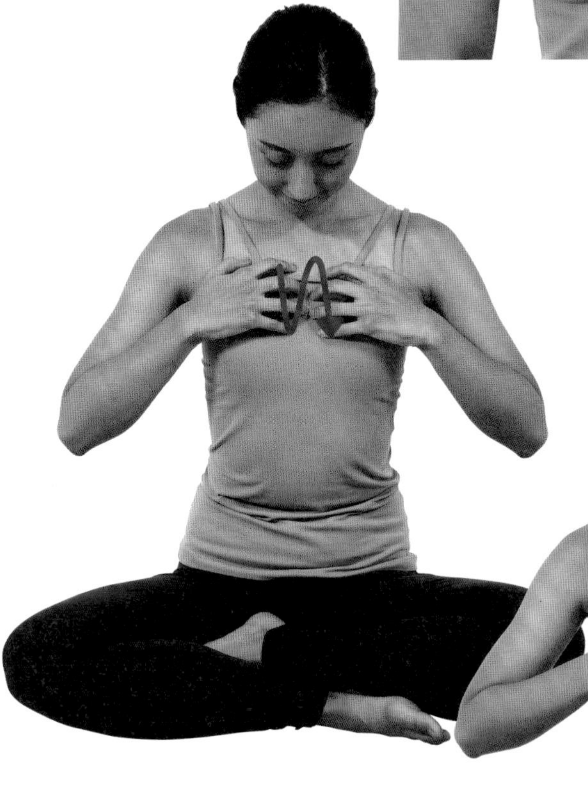

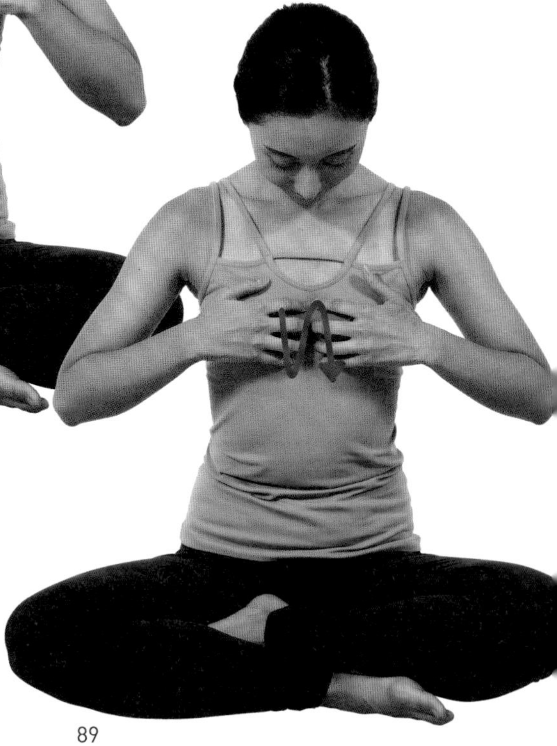

03 按摩肩膀

滑手機而導致肩膀或手臂疼痛的人，手臂根部肌肉往往呈現僵硬的狀態。
手臂平舉時會出現一道凹陷處，請試著按揉這個區塊。
當此部位鬆緩後，肩膀與手臂也會變得舒服，甚至連呼吸都會跟著變深喔！

比起針對肩膀進行按摩，這個方法能得到更快、更好的效果。

按揉了凹陷處後，肩膀到手臂這段會漸漸湧現舒暢感！

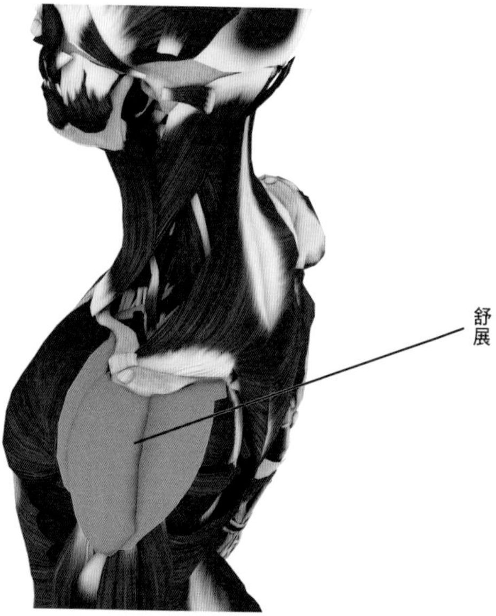

①
手臂平舉，手指貼放於肩膀根部的凹陷處，放下手臂

②
施力按揉該部位

③
周邊也予以按揉。會疼痛的地方則須更加仔細按摩

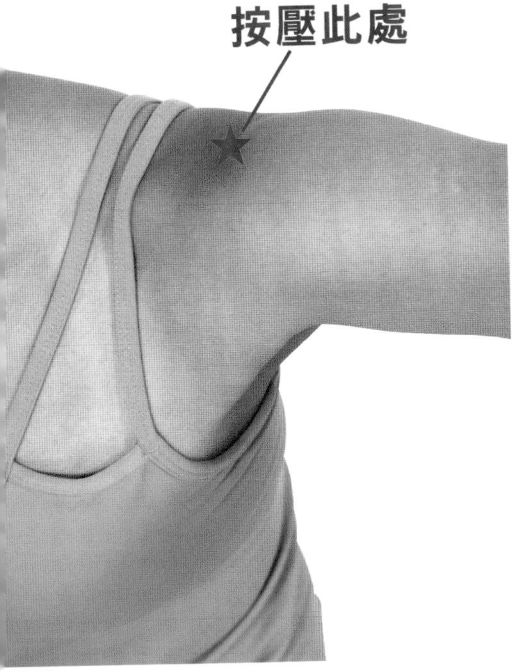

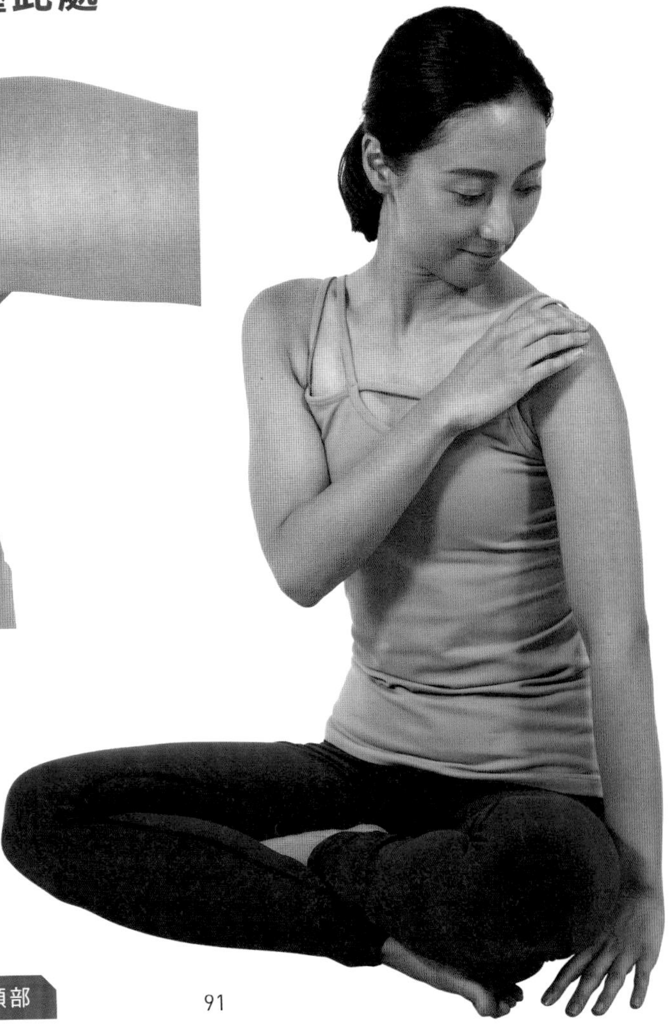

04 抓捏腋窩按摩法

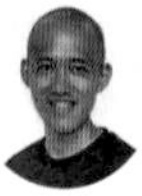

缺乏體力、呼吸淺短、動不動就體力透支，
有這些情形的人，腋下往往很僵硬。
腋部肌肉與聳肩（拉提肩膀）、彎曲背部的肌肉相連，因此當腋部僵硬時，背部就會彎駝。
如此一來，心肺就會受到壓迫而感到呼吸困難。
運動前或就寢前不妨抓捏腋下進行按摩，讓呼吸變得順暢！

早上起床做完這個按摩後再上班，完全不會感到疲憊，精神十足！

我決定不要一直貼藥布，試著做這個按摩法看看。

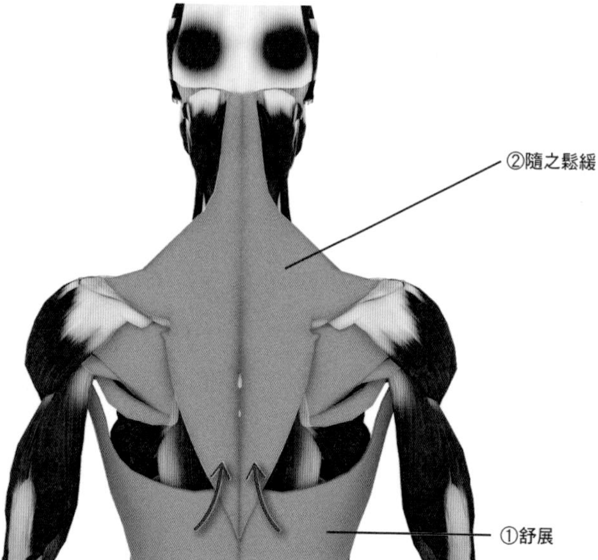

1

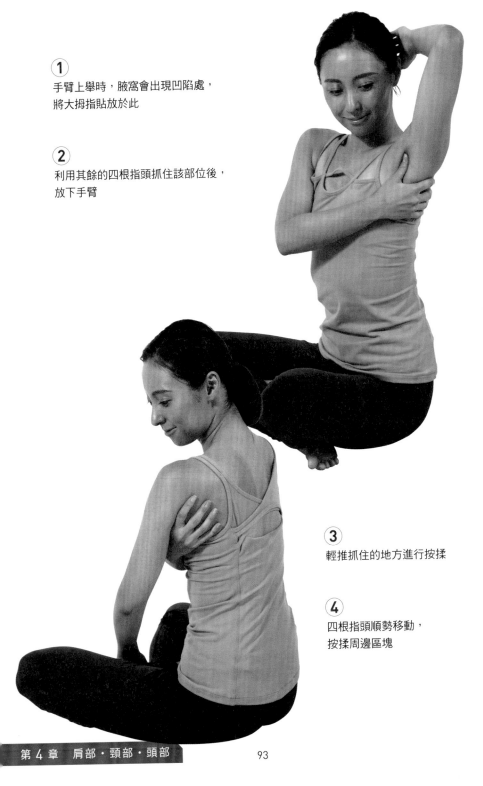

手臂上舉時，腋窩會出現凹陷處，
將大拇指貼放於此

2

利用其餘的四根指頭抓住該部位後，
放下手臂

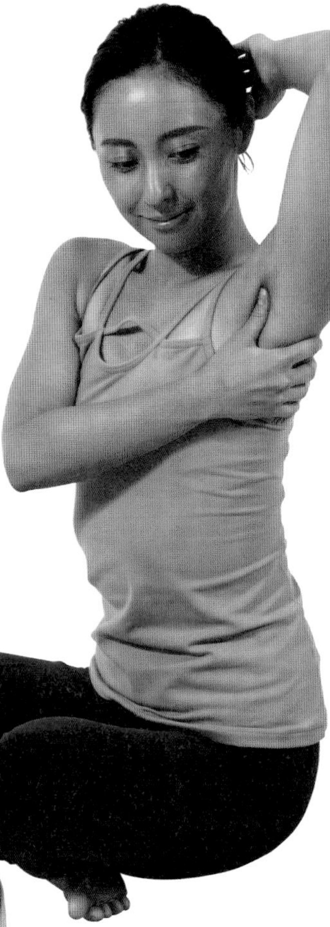

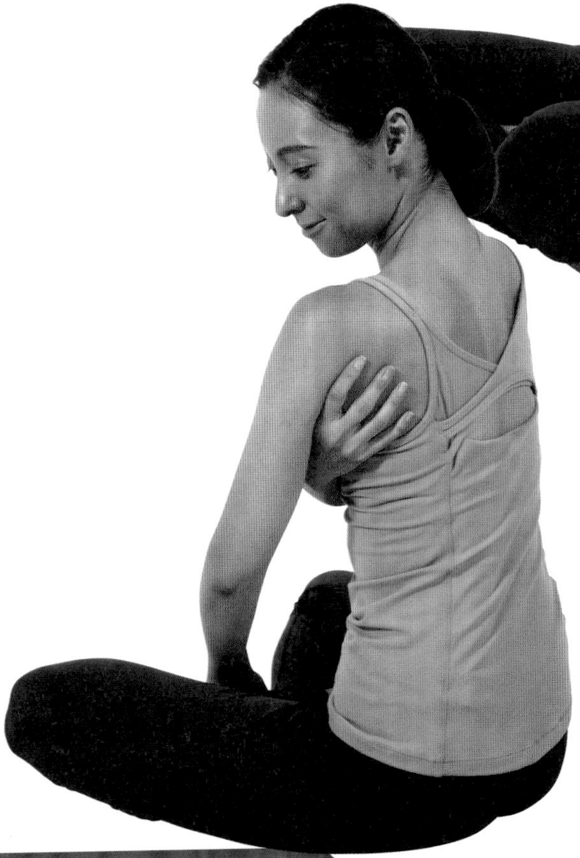

3

輕推抓住的地方進行按揉

4

四根指頭順勢移動，
按揉周邊區塊

05 按摩頸部上端

忙著工作或做家事帶孩子時，肩頸常常變得僵硬，進而引發頭痛……
此時按摩頸根處就能改善。
因為此處不但有頸部肌肉分布，還與頭部、肩胛骨之間的肌肉相連，所以按揉此部位能一舉鬆緩這些肌肉。
這個按摩法不限定地點，隨處可進行，有空檔時請試著做做看！

我都每晚邊洗頭邊做這個按摩！

哦哦哦 —— 真的一次就鬆緩了所有肌肉，變得很輕鬆！

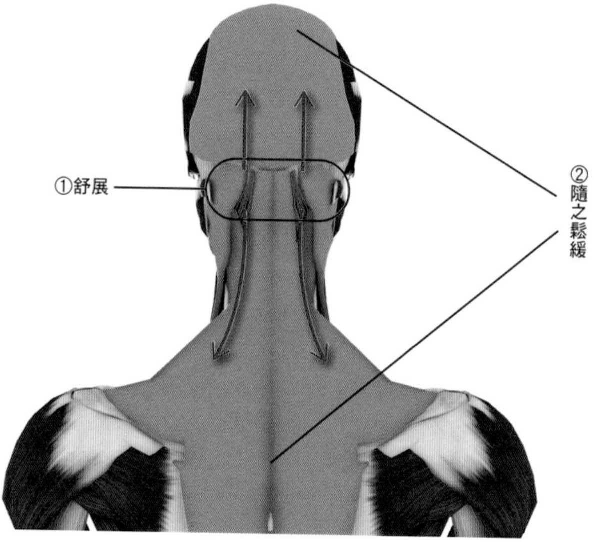

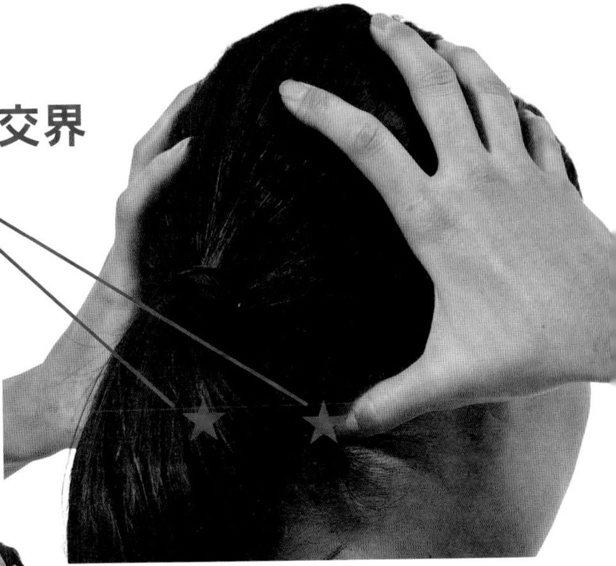

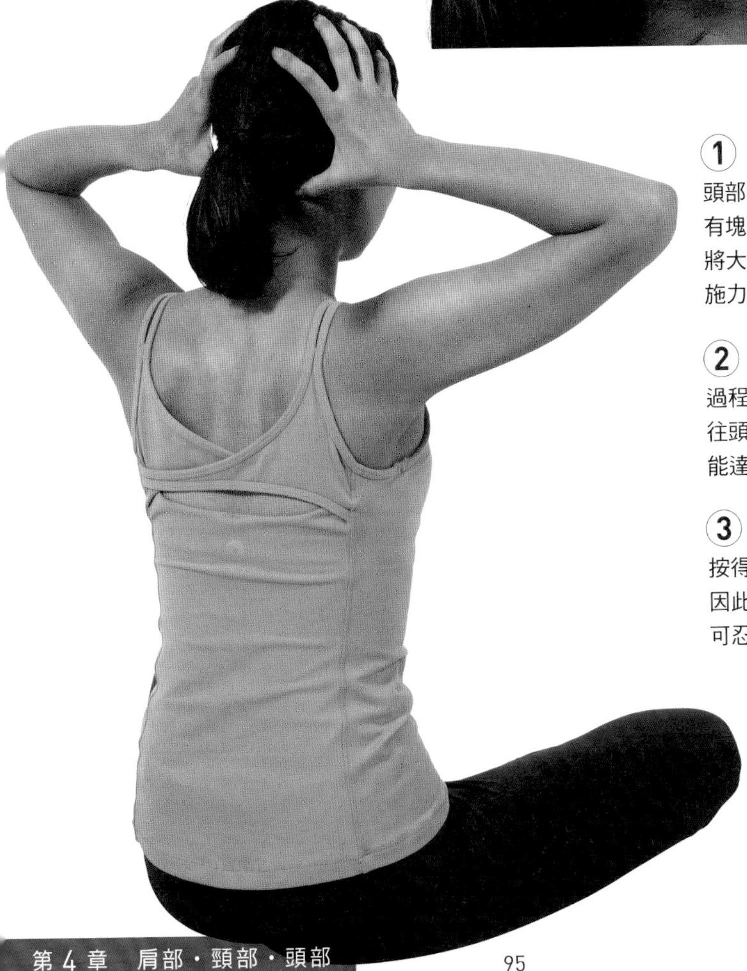

1
頭部與頸部的交界
有塊凹陷處，
將大拇指貼放於此，
施力按揉

2
過程中，偶爾將手指
往頭部方向按壓，
能達到更好的鬆緩效果

3
按得太用力會引起疼痛，
因此請於自身
可忍受的範圍內進行

06 按摩眼部

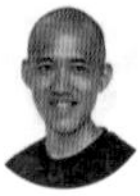

眼睛疲勞感到酸澀，因而引起頭痛，
建議有這種情況的人來做這個穴位按壓。由於眼部肌肉與頭部肌肉相連，按摩此處使其放鬆後，眼睛疲勞與頭痛的情況也能獲得緩解。
眉頭下方有一塊頗深的凹陷處，只要將此處往斜上方按壓即可。
做完後會覺得神清氣爽喔！

今後要加班時，打算先做這個按摩後再應戰。

一邊調節力道一邊按摩後，覺得連視野都變清晰了。

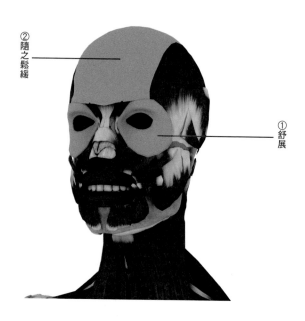

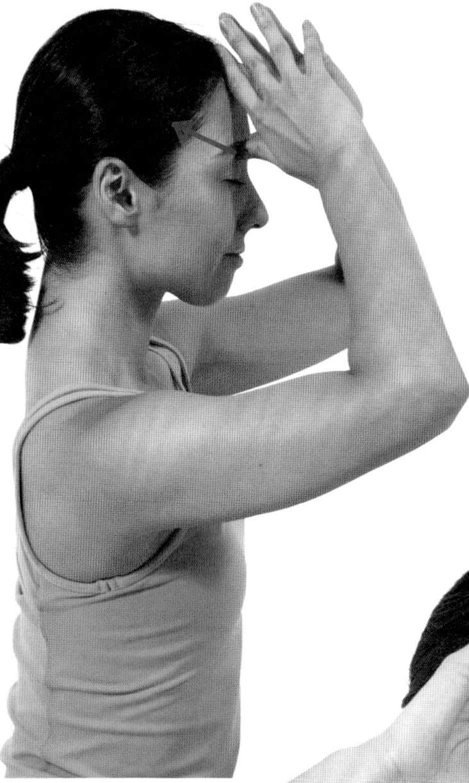

①
眉頭下方有塊凹陷處，
將大拇指貼放於此

②
往頭部深處施力指壓

③
按得太用力會引起疼痛，
因此請於自身
可忍受的範圍內進行

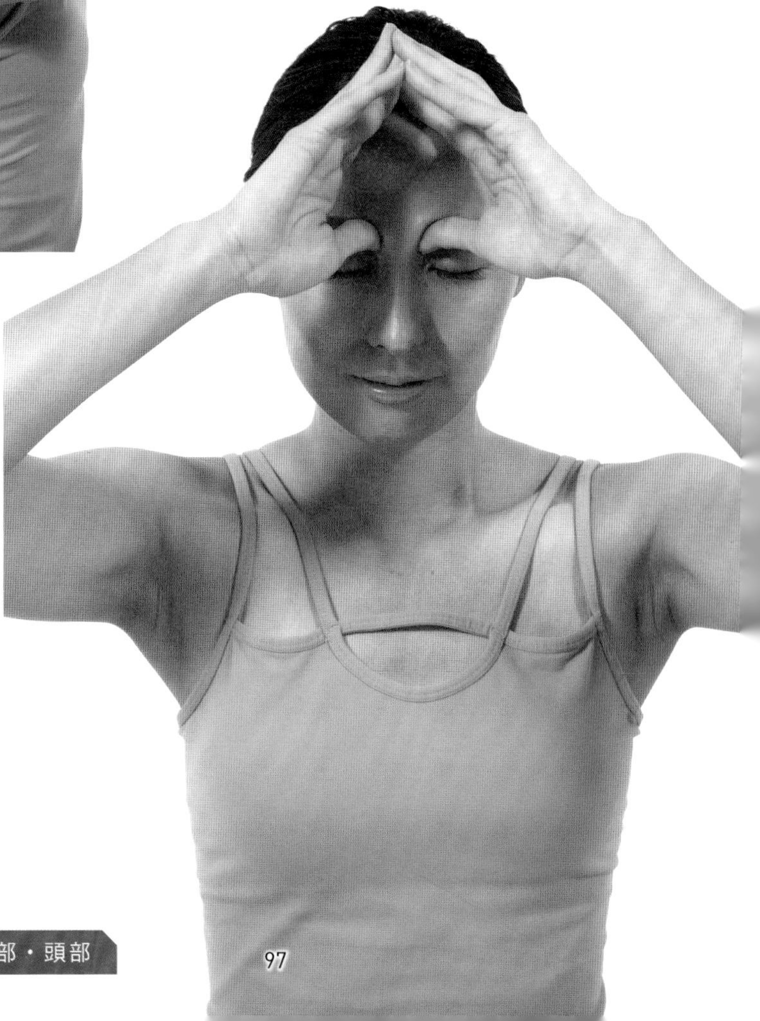

07 頭部的交叉點

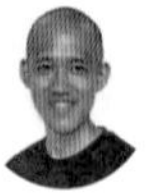

頭痛、腦疲勞、肩頸僵硬，
建議有這些症狀的人按摩頭部。
做法為大拇指抵住耳孔，中指對準頭頂，施力按壓手指觸摸到的部位。
頭部肌肉也與肩頸連接，因此只要鬆緩此處，頭部與肩頸就會變得輕鬆許多！
此方法很適合用來消除一整天的疲勞，建議大家從今晚開始試試看！

頭痛與肩膀僵硬的情況大幅改善！實在太厲害了！

每當空調導致手腳冰冷、身體不適時，我都透過這個方法化解。

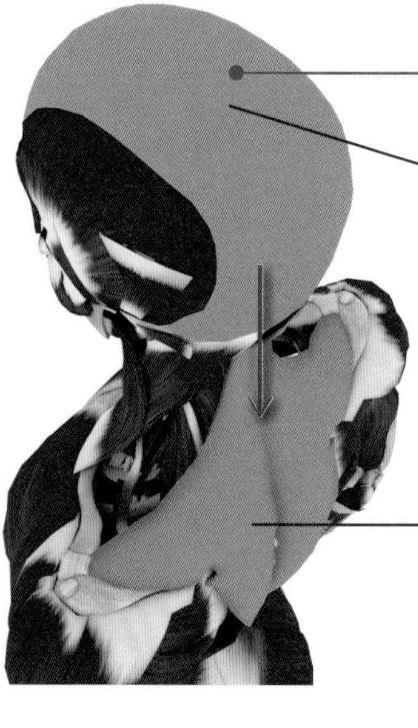

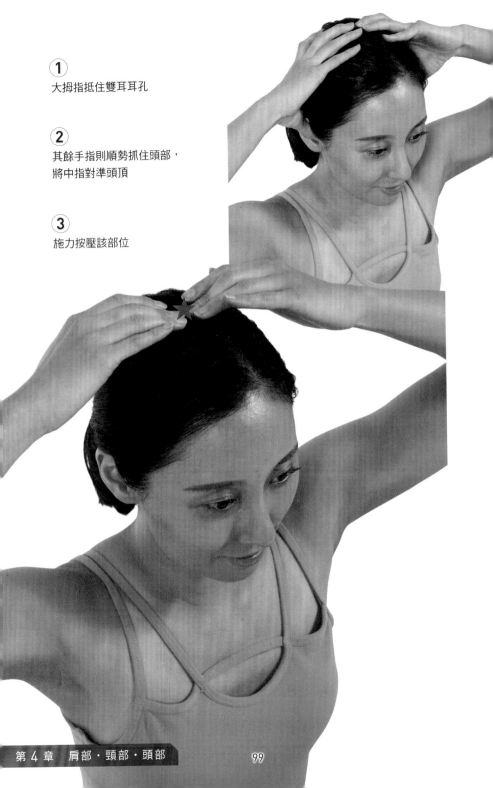

1
大拇指抵住雙耳耳孔

2
其餘手指則順勢抓住頭部，
將中指對準頭頂

3
施力按壓該部位

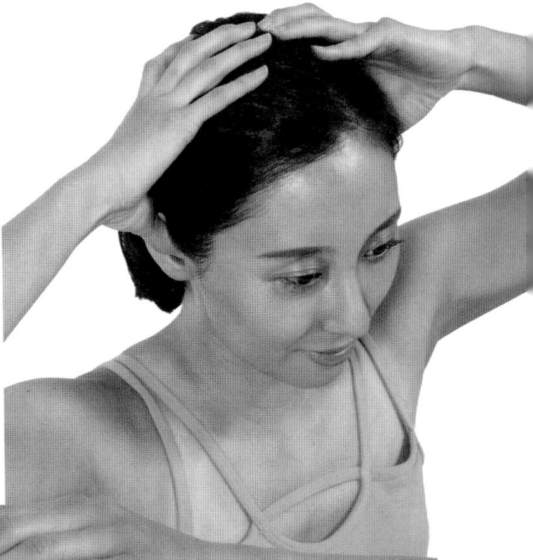

08 腋窩的交叉點

因肩膀僵硬或五十肩而深受肩部疼痛困擾的大多數人，肩膀平時便慣性抬得過高，完全沒用到使肩膀下沉的腋部肌肉，所以肩膀才會疼痛。
因此，建議有這些情況的人刺激腋部的肌肉。
只要將手放在腋下，轉動手臂即可。每天進行效果好喔！

邊看著鏡子邊做，肩膀位置真的下沉了。好神奇！

做完後，覺得精神緊張也隨之消除了。

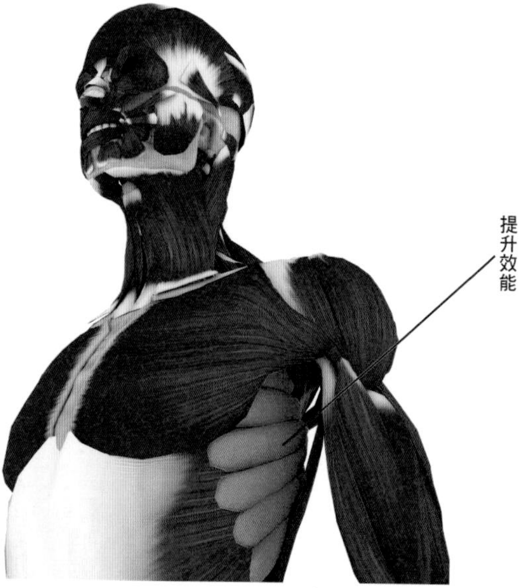

1
將手貼放於腋下

2
手臂往前轉5次，再往後轉5次

3
另一邊也以同樣的方式轉動手臂

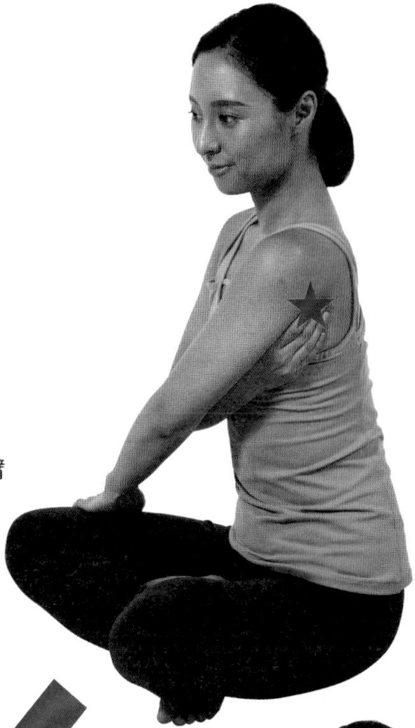

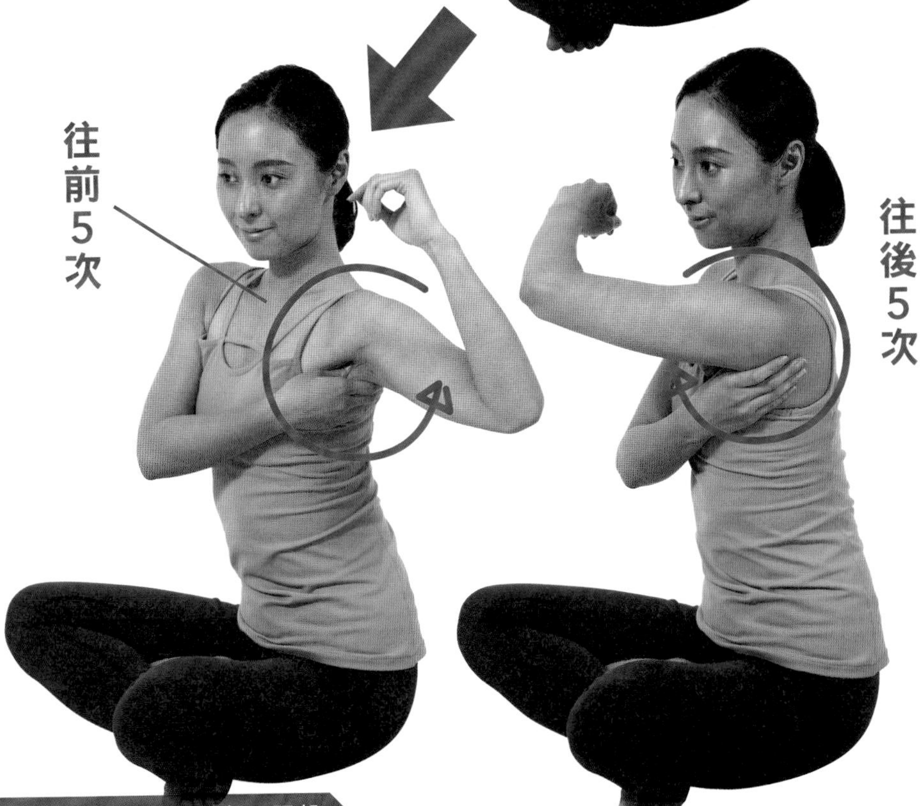

09 頸部的交叉點

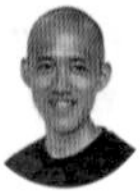

想一舉解決肩頸僵硬與疼痛、動作不靈活等問題，建議按摩聳肩時會出現的凹陷處。

此處為肩頸肌肉交會所在，一邊以大拇指按壓一邊活動頸部，就能讓肩頸變輕鬆。

頭部前後、左右擺動以及繞圈動作各進行3～5次左右！

原本脖子後仰時，肩胛骨之間會痛，但練了這個伸展法後改善很多。

左肩（疑似五十肩）變得能動了。簡直令人不敢相信！

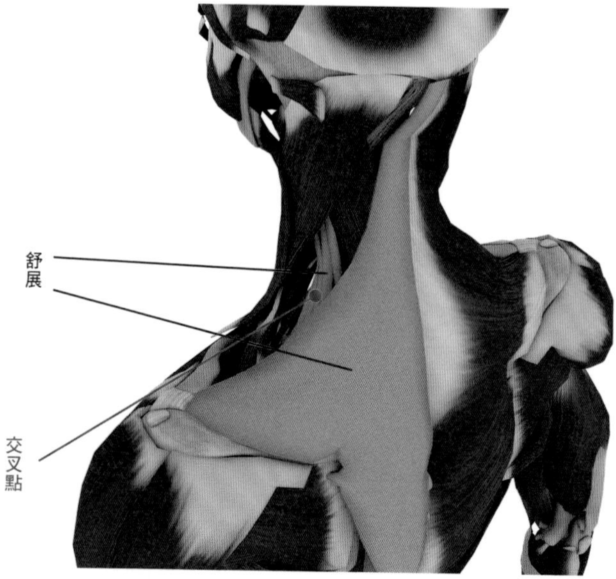

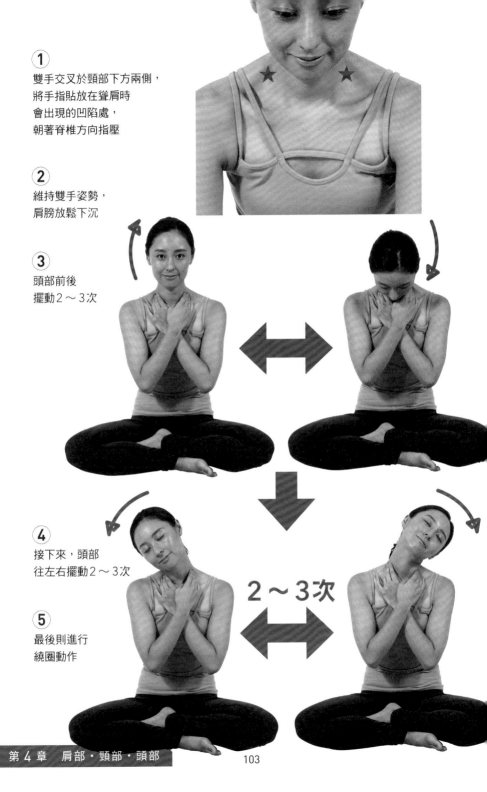

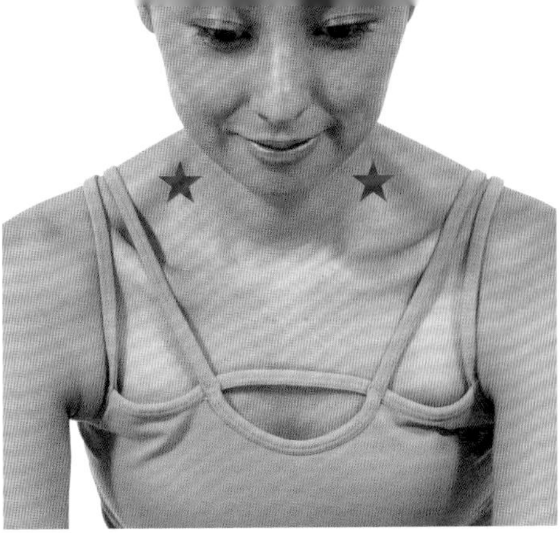

1
雙手交叉於頸部下方兩側，
將手指貼放在聳肩時
會出現的凹陷處，
朝著脊椎方向指壓

2
維持雙手姿勢，
肩膀放鬆下沉

3
頭部前後
擺動2～3次

4
接下來，頭部
往左右擺動2～3次

5
最後則進行
繞圈動作

10 脊椎反弓伸展法

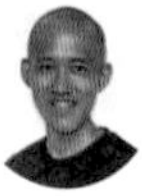

脊椎為走路或跑步時，動作能否流暢的關鍵之一。
走路、跑步時，重心會前移，因此會形成脊椎微彎的挺胸姿勢。然而，若脊椎原本就僵硬而無法彎曲，那麼便會無法順利往前邁進。
透過本篇所介紹的方法，搓揉腋下、高舉雙手做出萬歲姿勢並搭配深呼吸，就能加強脊椎的柔軟度！

我常腰痛，不過這個伸展法做起來似乎很舒服！！！讓我想嘗試看看！

脊椎反弓全身放鬆後，呼吸一下子變深了。

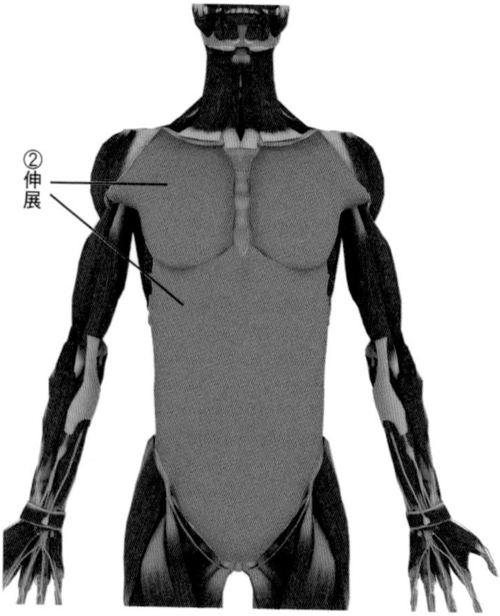

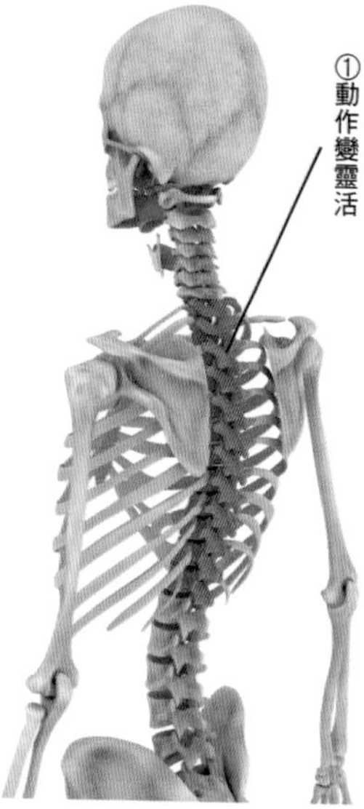

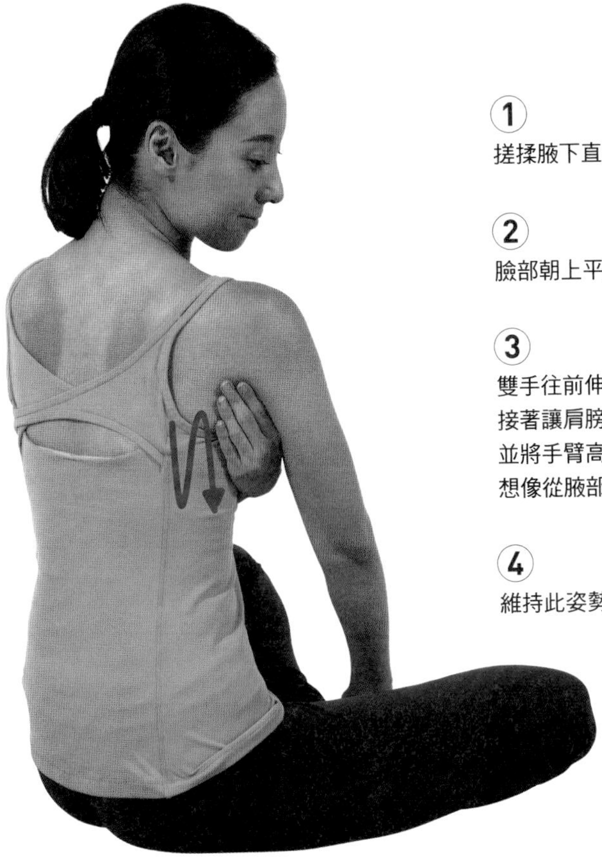

①
搓揉腋下直到溫熱為止

②
臉部朝上平躺

③
雙手往前伸，
接著讓肩膀下沉
並將手臂高舉過頭做出萬歲姿勢，
想像從腋部往上延伸般

④
維持此姿勢，反覆做10次深呼吸

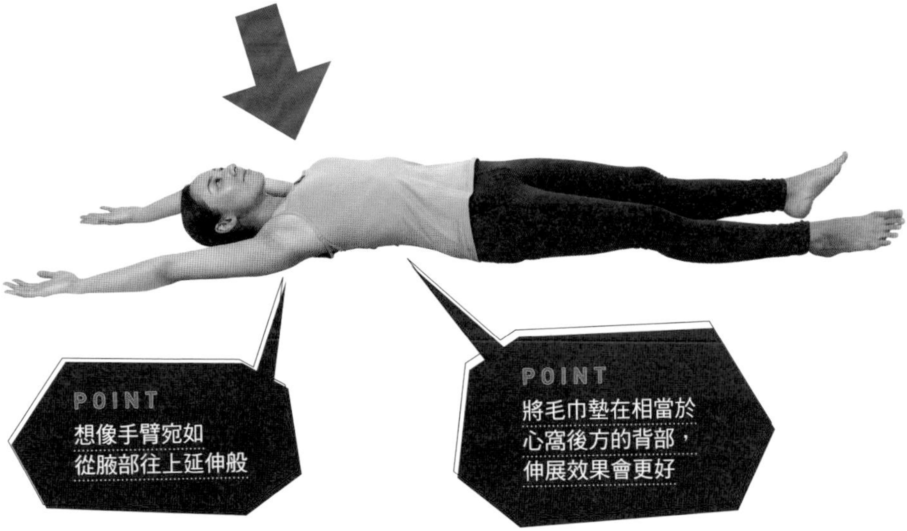

POINT
想像手臂宛如
從腋部往上延伸般

POINT
將毛巾墊在相當於
心窩後方的背部，
伸展效果會更好

11 橫向扭轉伸展法

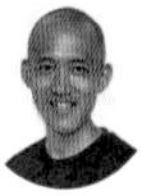

駝背、圓肩、肩膀僵硬、骨盆前傾、腰痛，
能夠全方位緩解這些症狀的就是這個伸展法。
此法不但能伸展胸部、改善駝背與肩膀僵硬，還能舒展與腰部相連的側腹，因此對骨盆前傾與腰痛也有效。
在胸部張開的狀態下進行10次深呼吸，讓肋骨擴展，就能鬆緩胸部與側腹。進行時請勿使力，記得保持放鬆喔！

有做深呼吸與沒做深呼吸，兩者效果真的截然不同！

我的手臂離地板很遠……。這表示我的肌肉很僵硬吧。

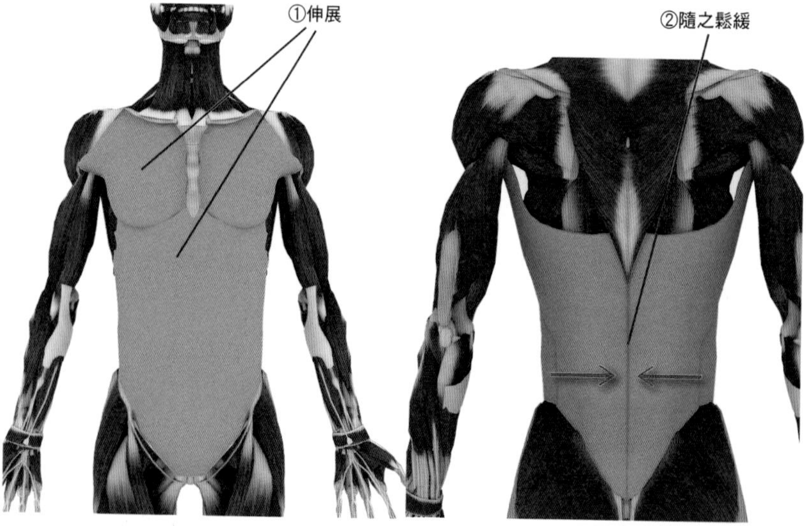

1
搓揉兩側腋下
直到溫熱為止

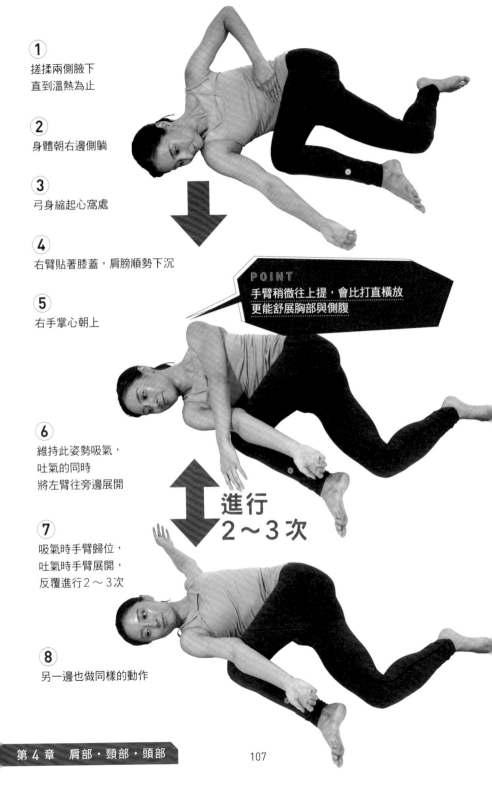

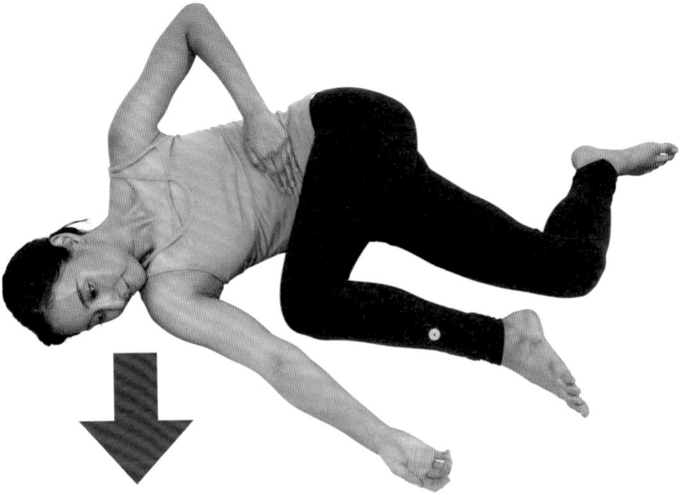

2
身體朝右邊側躺

3
弓身縮起心窩處

4
右臂貼著膝蓋，肩膀順勢下沉

5
右手掌心朝上

POINT
手臂稍微往上提，會比打直橫放更能舒展胸部與側腹

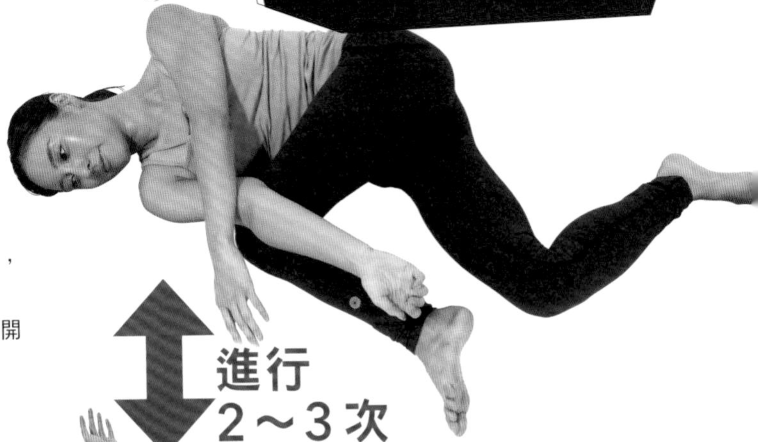

6
維持此姿勢吸氣，
吐氣的同時
將左臂往旁邊展開

進行 2～3 次

7
吸氣時手臂歸位，
吐氣時手臂展開，
反覆進行2～3次

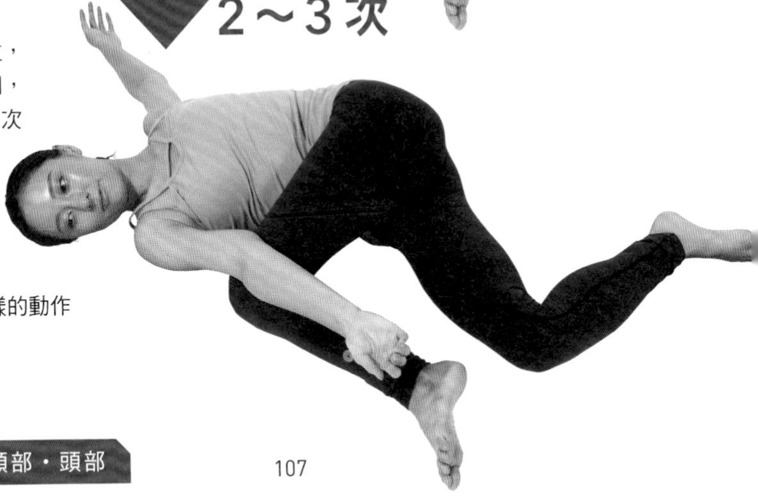

8
另一邊也做同樣的動作

12 胸部伸展法

肩膀愈是緊繃的人，肩部愈容易上提前傾，而這一切皆起因於胸部肌肉僵硬。
所以，肩膀緊繃的人不妨單手貼牆、扭轉身體來伸展胸部。
此外，利用手肘搓揉側腹能讓扭轉效果加乘，是很值得推薦的手法。
確實伸展各部位再搭配2～3次深呼吸，肩膀周遭就會變得很輕鬆喔！

在狹小的房間也能做這個運動，隨處皆可伸展，感覺很方便。

我超愛這個伸展法，還推廣到職場去！

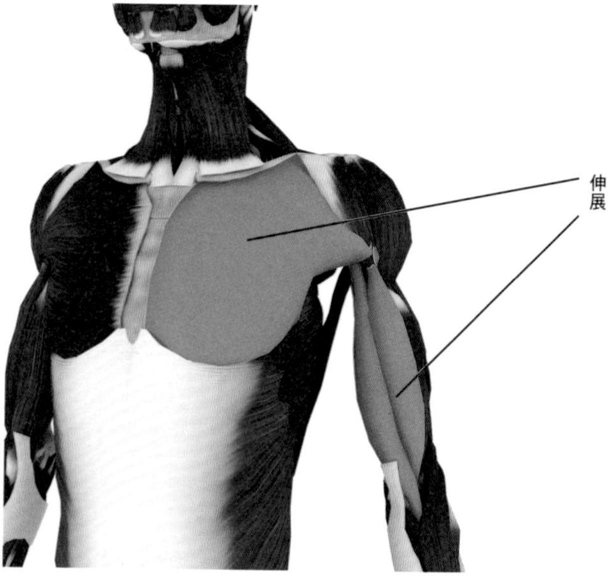

POINT
搓揉腋下側腹，能促進肋骨連動，更容易扭轉身體

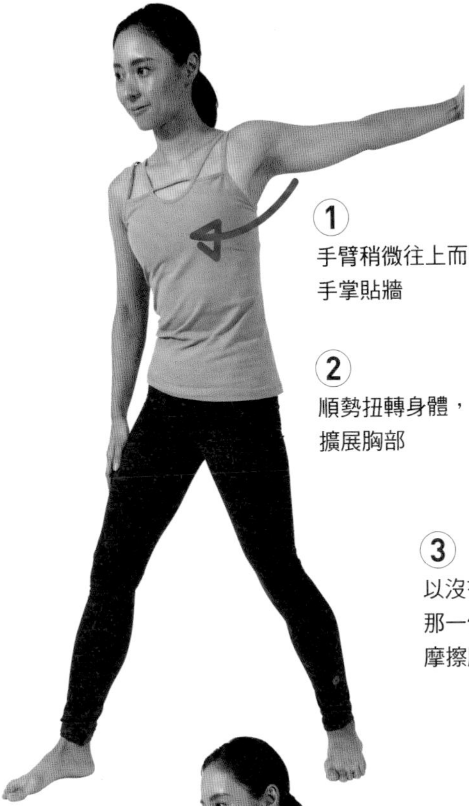

① 手臂稍微往上而非平舉，手掌貼牆

② 順勢扭轉身體，擴展胸部

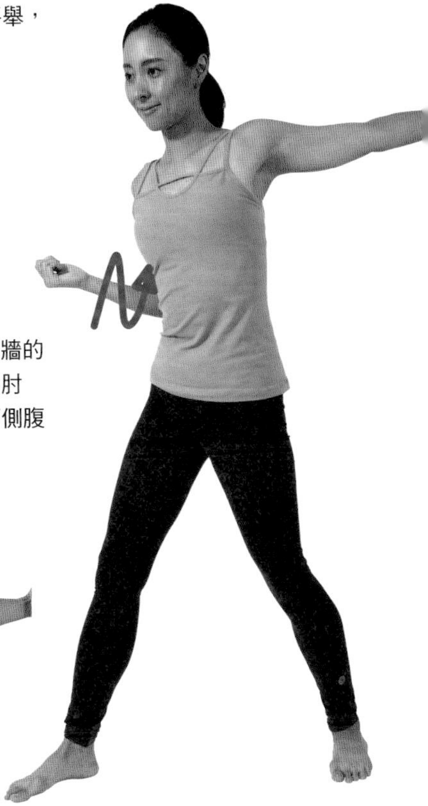

③ 以沒有貼牆的那一側手肘摩擦腋下側腹

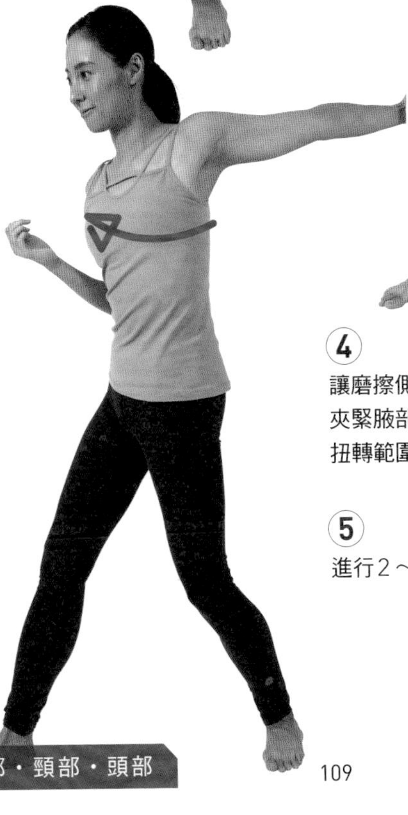

④ 讓磨擦側的肩膀下沉，夾緊腋部，加大身體的扭轉範圍，更加擴展胸部

⑤ 進行2～3次深呼吸

13 側腹伸展法

肩膀僵硬、腰痛、背痛，
建議有這些症狀的人進行側腹伸展法。
側腹肌肉會對腰部、背部、肩部造成影響。
因此，只要做這個伸展法，就能一次顧及三個部位，達到鬆緩效果。
進行時的重點在於確實拉展手臂！
有所困擾的人不妨早晚各做一次喔！

做了這個伸展法後，腰痛瞬間消失無蹤！

我都會在開車之類，坐著的時候進行。身體會變得很輕鬆。

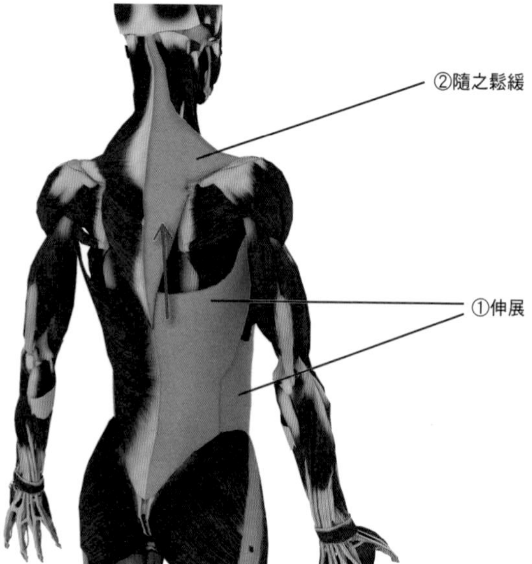

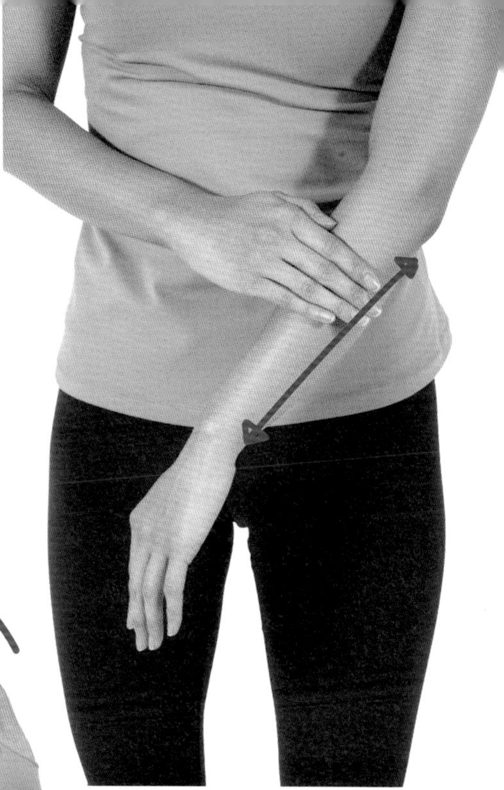

1
搓揉前臂小指側，直到溫熱為止

2
順勢握住小指側的前臂，
雙腳交叉做出萬歲姿勢

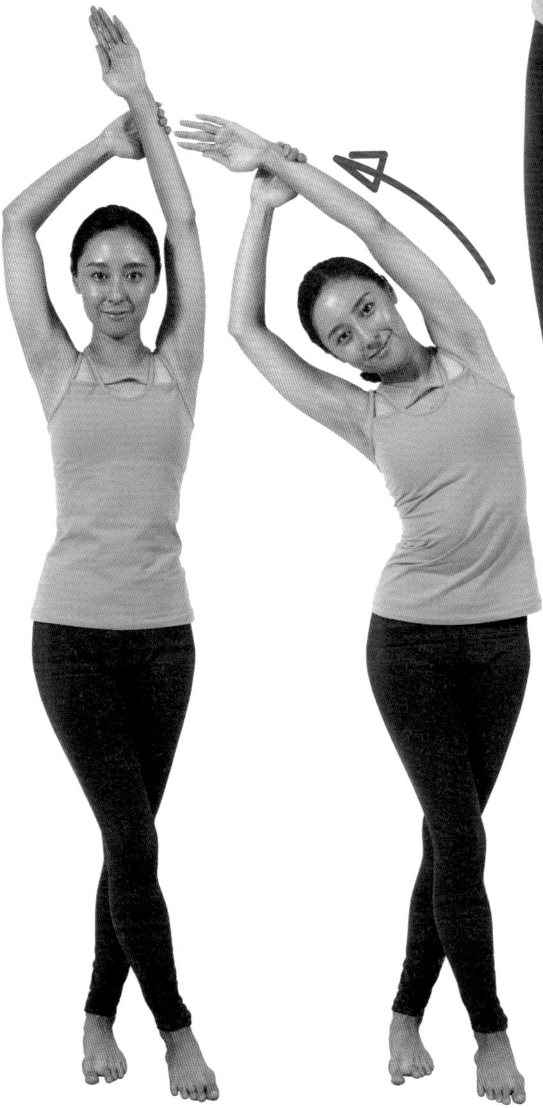

3
吸氣，一邊吐氣
一邊將手臂往外拉展

4
吸氣回歸原位，
吐氣拉展手臂，
反覆進行2～3次

14 肩胛骨之間的伸展法

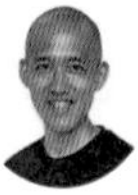

用手觸摸不到的肩胛骨之間的區塊，可透過摩擦生熱的方式搓揉前臂小指側，再進行拉展就能順利達到伸展效果。
這是因為前臂小指側經由腋部與肩胛骨之間的肌肉相連的緣故。
工作或家事育兒告一段落時，不妨利用這個伸展法放鬆一下筋骨！

按摩也無效的肩胛骨之間，竟能透過這個方式伸展開來，真的很舒服！

完全想不到這招，感覺確實具有伸展效果。

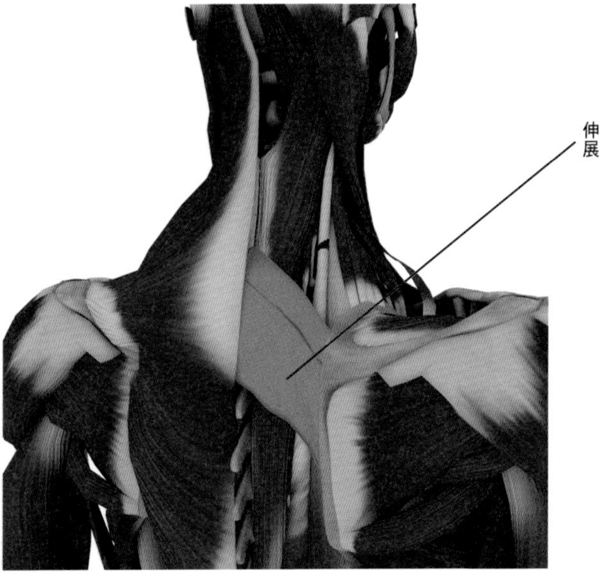

1
搓揉前臂小指側，直到溫熱為止

2
順勢握住小指側前臂，雙腳交叉

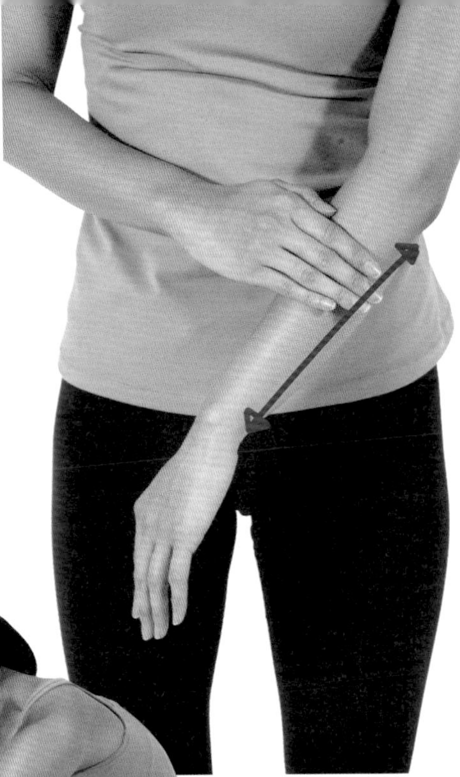

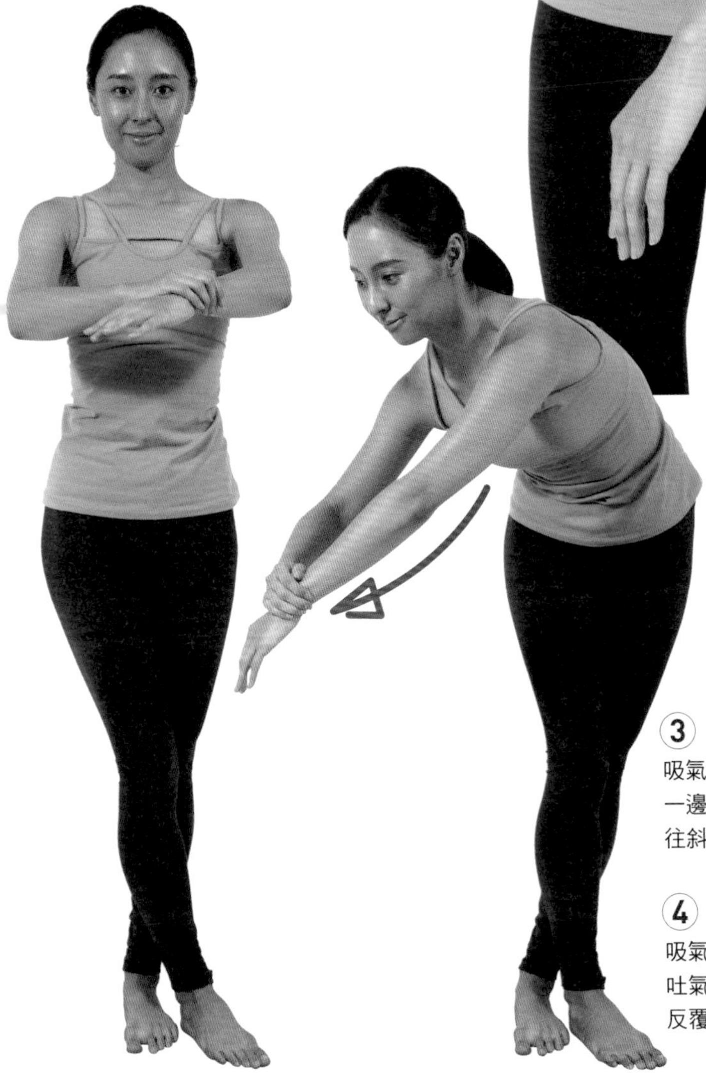

3
吸氣，一邊吐氣
一邊將手臂
往斜前方拉展

4
吸氣回歸原位，
吐氣拉展手臂，
反覆進行2～3次

COLUMN

「腋側失守」的真正涵義

「腋側失守」是日本人耳熟能詳的慣用語。

查字典時可看到下述解釋：

「相撲競技中，力士穩固腋部的力量不足，讓對手有機可趁發動攻擊。後用來形容防禦力弱。」（『數位大辭泉』）

然而，不僅相撲，其他諸如足球或橄欖球等體育競技，當「腋側失守」時，防禦力真的就會大打折扣。

這是因為未使用到第4章開頭所介紹的「分布位於腋下、能將肩膀往下拉」的前鋸肌之故。前鋸肌會直接影響體幹的動作，確實運用此肌肉便能緩和衝擊，不會被輕易擊倒；若未確實用到這塊肌肉，則會在受到衝撞時立刻失去平衡。

希望平時有在運動的人能記住這一點，就算沒有參與任何體育活動，從「腋部與體幹」的角度出發，重新觀察自己喜愛的運動選手競技時的動作，應該也是挺有趣的。

第5章

10秒緊繃一掃而空！

手肘・手腕・手部伸展法

小指、無名指能確實發揮作用時，全身肌力就會協調

◆一味使用大拇指、食指，會導致身體不當使力

人體的每根手指分別擔當以下的任務。

・大拇指與食指↓出力
・中指↓連結「大拇指與食指」、「小指與無名指」
・小指與無名指↓保持穩定、做出動作

人類手指當中就屬大拇指與食指最常被使用。不過因為過度使用而導致僵硬的情況也不少。這種時候，僵硬感就會從與這兩根指頭相關的前臂大拇指側，經由二頭肌與肩膀肌肉，傳達至胸部肌肉（胸大肌），而引起下列情況。

・駝背或圓肩等不良姿勢
・手腕與手肘疼痛

・肩膀僵硬與肩關節疼痛

◆將意識集中於中指根部，是均衡使力的重點！

此時必須出動的就是小指與無名指。儘管小指與無名指是手指當中最難使用的指頭，但由於它們經由前臂小指側與腋部的前鋸肌相連，因此能穩定手臂與肩膀，形成流暢的動作。

由此可知，取得大拇指側與小指側之間的施力平衡相當重要，而負責扮演「居中協調角色」的就是中指，其根部有交叉點分布。

請大家試著以中指根部為中心將手握拳。是不是可感受到中指、無名指、小指也會隨之牢握，力道分布得很平均呢？

如此一來，便能夠化解手腕、手肘與肩膀等部位的疼痛或動作不靈活的情況，體幹與下肢的活動能力也會改善，有助於提升運動方面的表現。

一起透過本章的手肘・手腕・手部伸展法進行調整，讓全身的肌肉恢復平衡。

01 按摩二頭肌

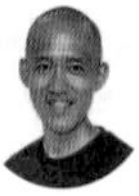

駝背、圓肩、肩膀前側會痛的人，其共通的情況皆為俗稱二頭肌的肱二頭肌僵硬。
此處與肩部前側、胸部肌肉相連，因此肱二頭肌僵硬時，這些肌肉也會隨之緊繃，而引起駝背、圓肩、肩膀前側的疼痛。
所以，建議有這些症狀的人針對二頭肌中央區塊進行按摩，鬆緩肌肉！

我已經習慣在坐著工作時，順手做這個伸展法。

鬆緩二頭肌後，自然而然就會想放下手臂。實在很神奇！

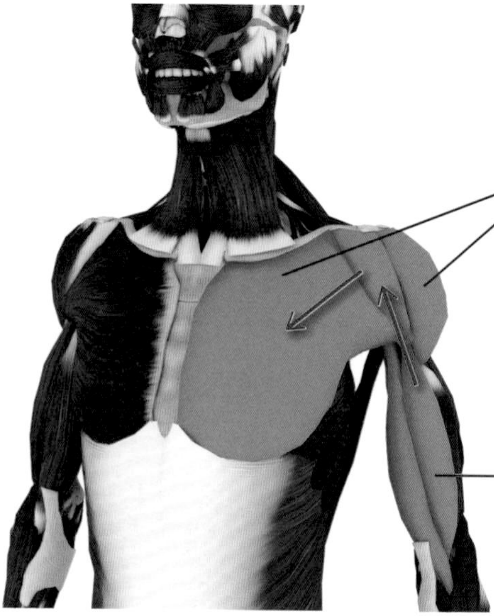

①
手指貼放於二頭肌後，抓起該處

②
抓住後往左右推動

③
上下區塊也以同樣方式按摩

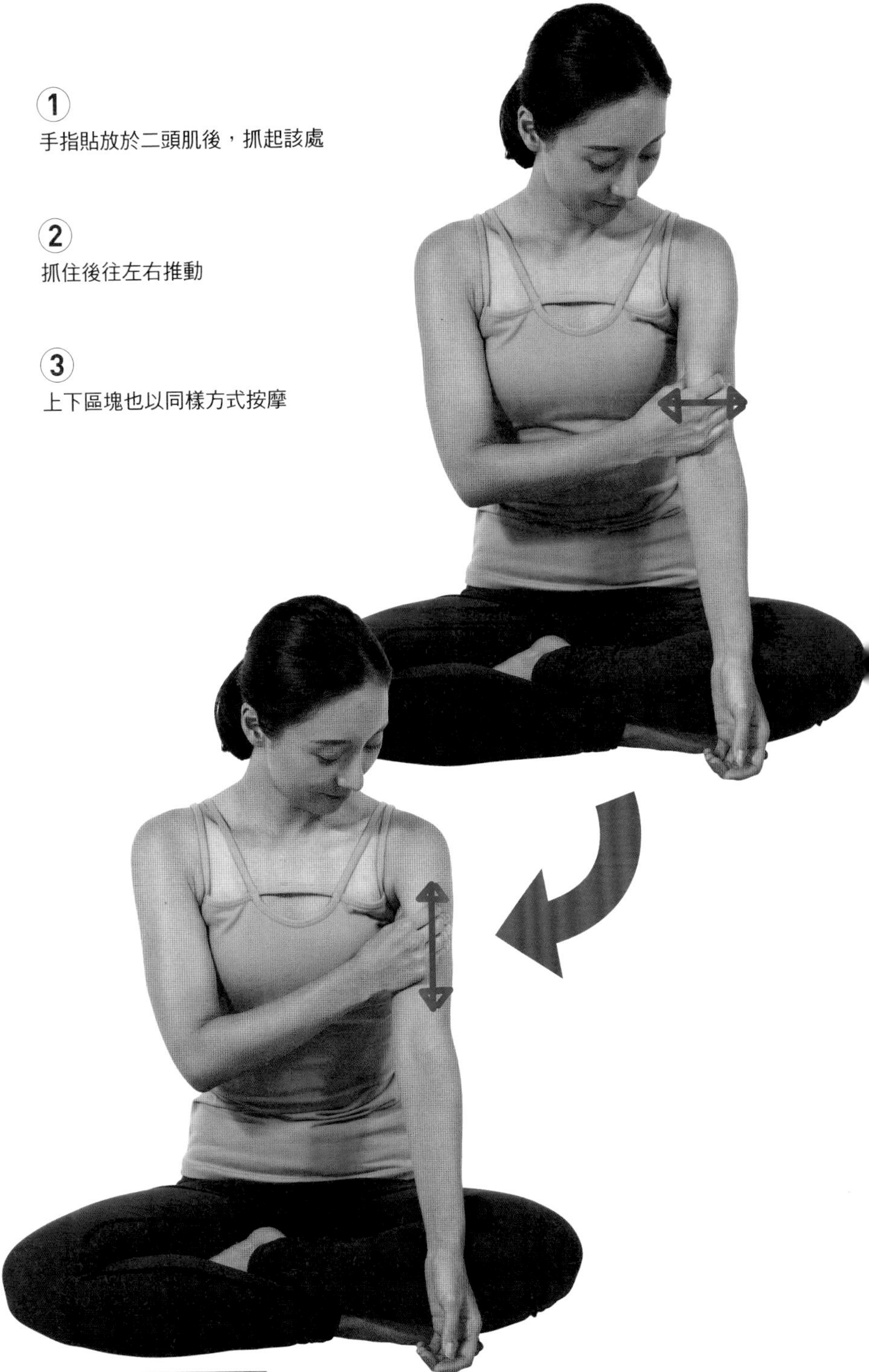

02 按摩手肘外側

肩胛骨愈是緊繃、動作愈不靈活的人，手肘肌肉也愈僵硬。
這是由於位於手肘大拇指側的肌肉與干擾肩胛骨動作的肌肉相連的緣故。
因此，按摩手肘彎曲時會出現的皺褶處外側，鬆緩肌肉後，肩胛骨會變得柔軟！
肌肉舒展後，只要活動肩膀，就會發現有所不同喔！(^O^)

做這個伸展法，連指尖都會跟著放鬆喔！

沒想到這個地方居然有如此令人感到舒暢的穴位……。

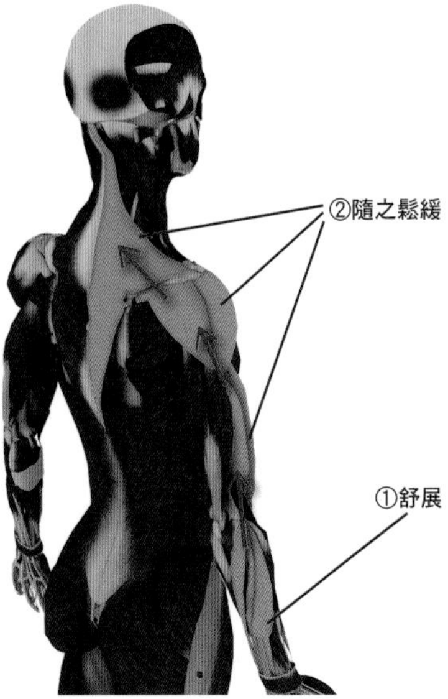

1
將大拇指貼放於手肘彎曲時
會出現的皺褶處邊緣，手臂放鬆

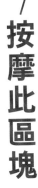

2
施力按揉該處

3
周邊也一併按揉

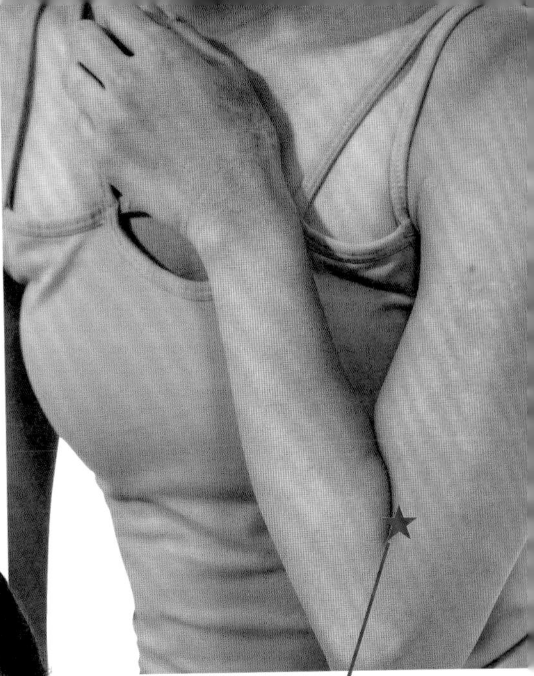

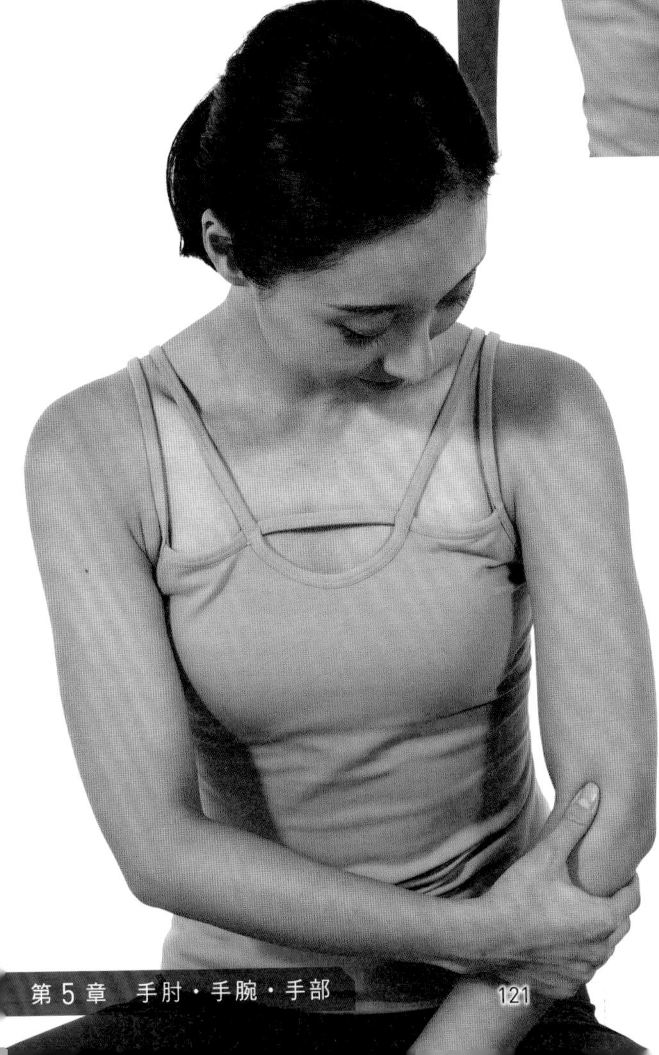

03 按摩手腕

手腕疼痛、手部僵硬、手指不靈活，
有這些症狀的人很可能是因為大拇指側的骨頭往前位移，導致手腕變得卡卡的。
手指當中以大拇指最為有力，與其相關的肌肉因此容易僵硬，導致受此影響的骨頭移位。
利用手指掐住手腕大拇指側的凹陷處後下壓，便能讓骨頭歸位！

看骨科也治不好的手肘疼痛，才做5天就舒緩了許多。

指尖感覺變得鬆鬆軟軟的。可見平時都會不自覺地出力。

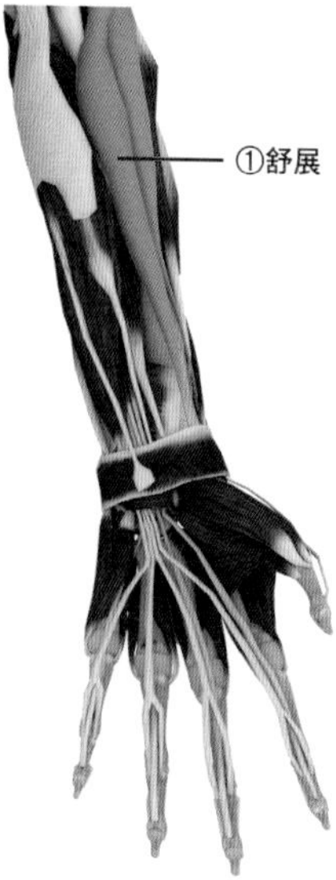

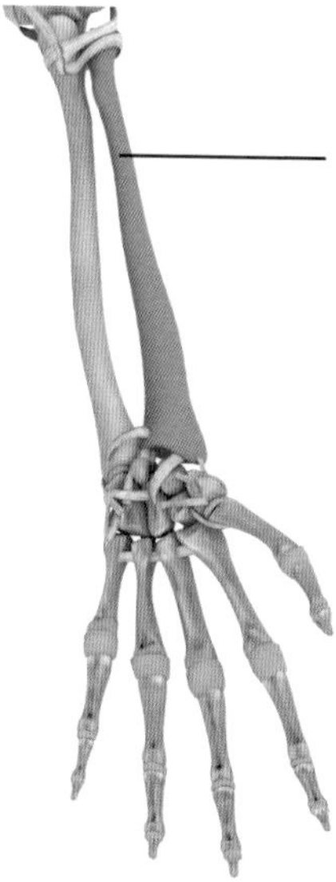

1
手掌張開時，
位於手腕根部的大拇指側
會有一道凹陷，
用另一手的大拇指掐住此處，
其餘手指則握住另一側的骨頭隆起處

2
左右移動施力按揉此處

3
按摩完後，
大拇指貼住該手腕的凹陷處，
用力往手肘側按壓，
同時手腕至指尖下壓

4
進行3～5次

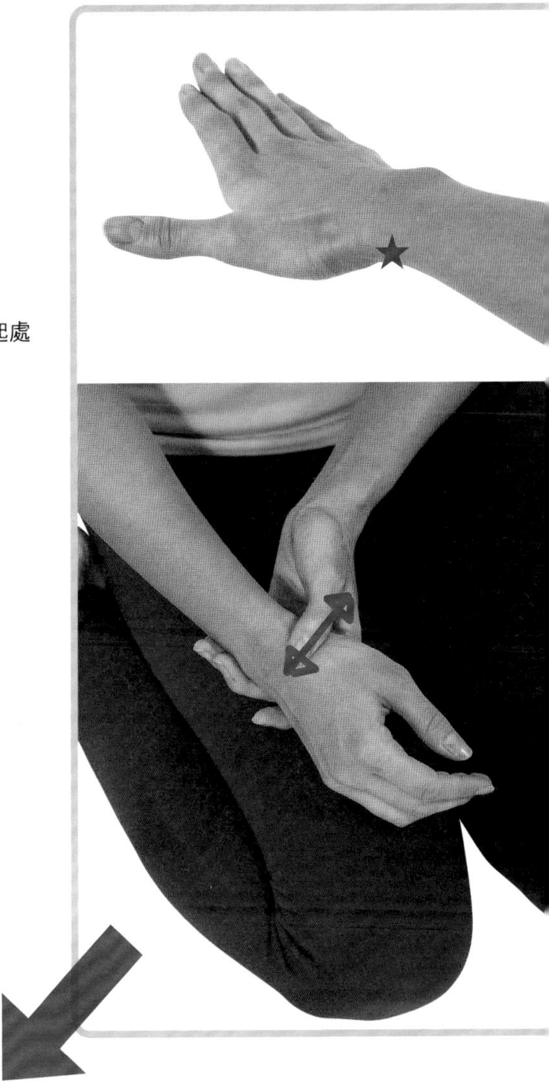

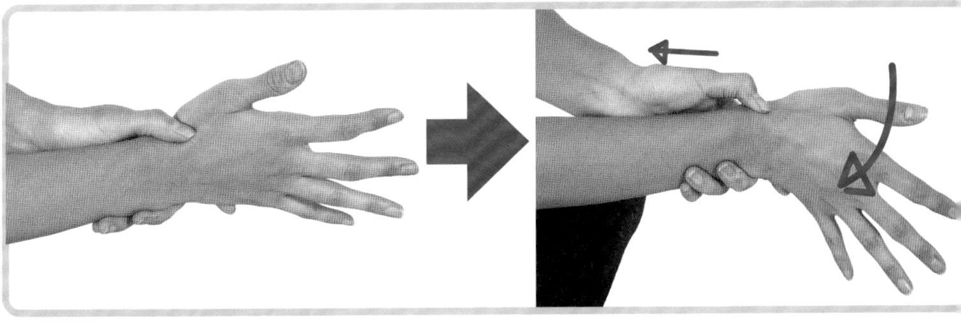

04 按摩大拇指

大拇指、手腕、手肘、肩膀，
上述部位會痛或僵硬的人，不妨針對大拇指進行按摩。
大拇指很有力，是經常使用的手指，因此特別容易僵硬，而此處除了手腕之外，還與手肘、肩膀相連。
手指頻繁出力的人尤其容易僵硬，建議仔細按揉，不過按起來其實滿痛的，請不要過於勉強喔！

太常滑手機導致手指疼痛，做完後輕鬆多了。

讀書時，若覺得握著筆的手痠痛，就會做這個伸展法！

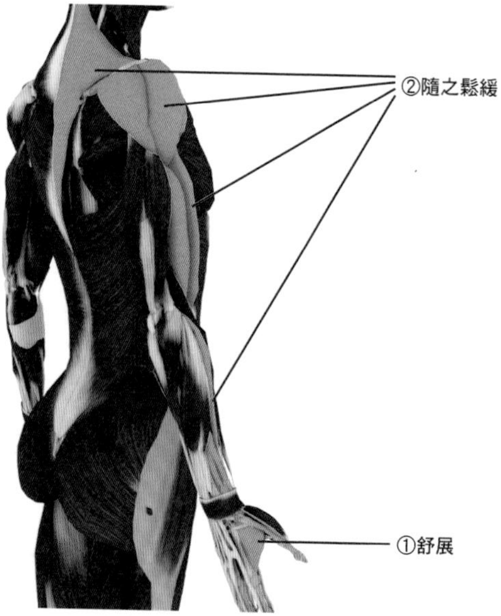

①
手掌張開，
利用另一隻手的大拇指
施力按揉大拇指與食指之間的區塊（合谷）

②
按壓舒緩，
周圍也仔細按揉

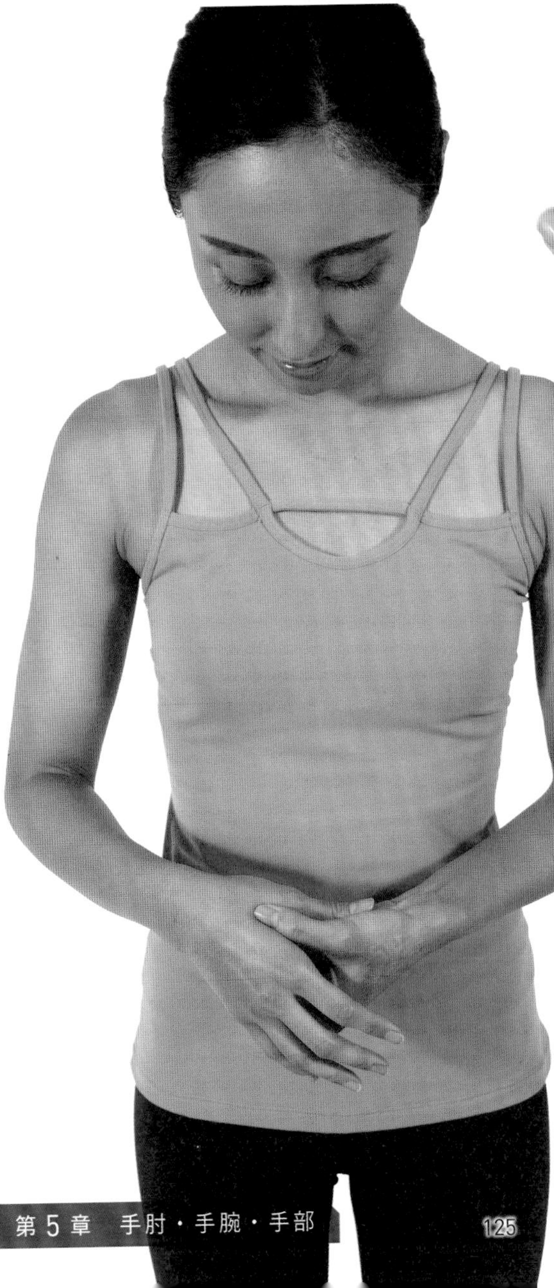

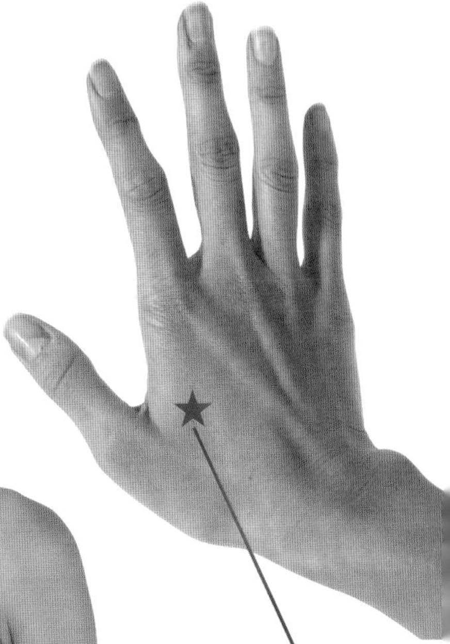

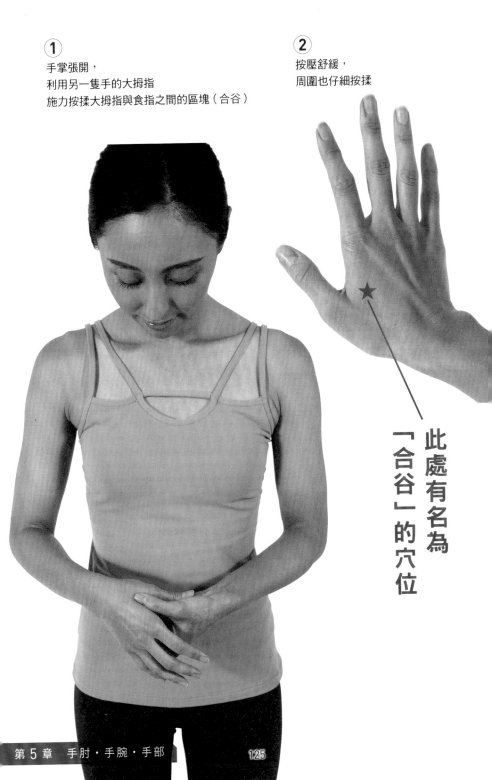

05 搓揉手腕

經常用到手指、手掌、手腕與前臂，因而容易出現緊繃與疼痛狀況的人，請勤於搓揉手腕。
這個部位有形成手指結構的骨頭，因此搓揉舒緩此處後，便能順暢地活動手指與手掌。
搓揉時，繞著手腕轉圈能帶來良好效果，有空檔時請試著做做看！

這個伸展法非常舒服，我已經做很長一段時間了。

作業時會一直使用慣用手，我會多多運用這個方法的。

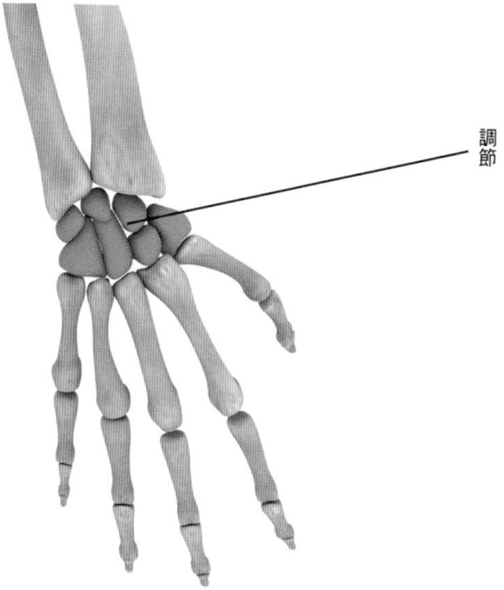

1

中指貼放於手腕處，
順勢握住手腕，
手指來回轉動

2

搓揉到手腕因摩擦而變得溫熱為止

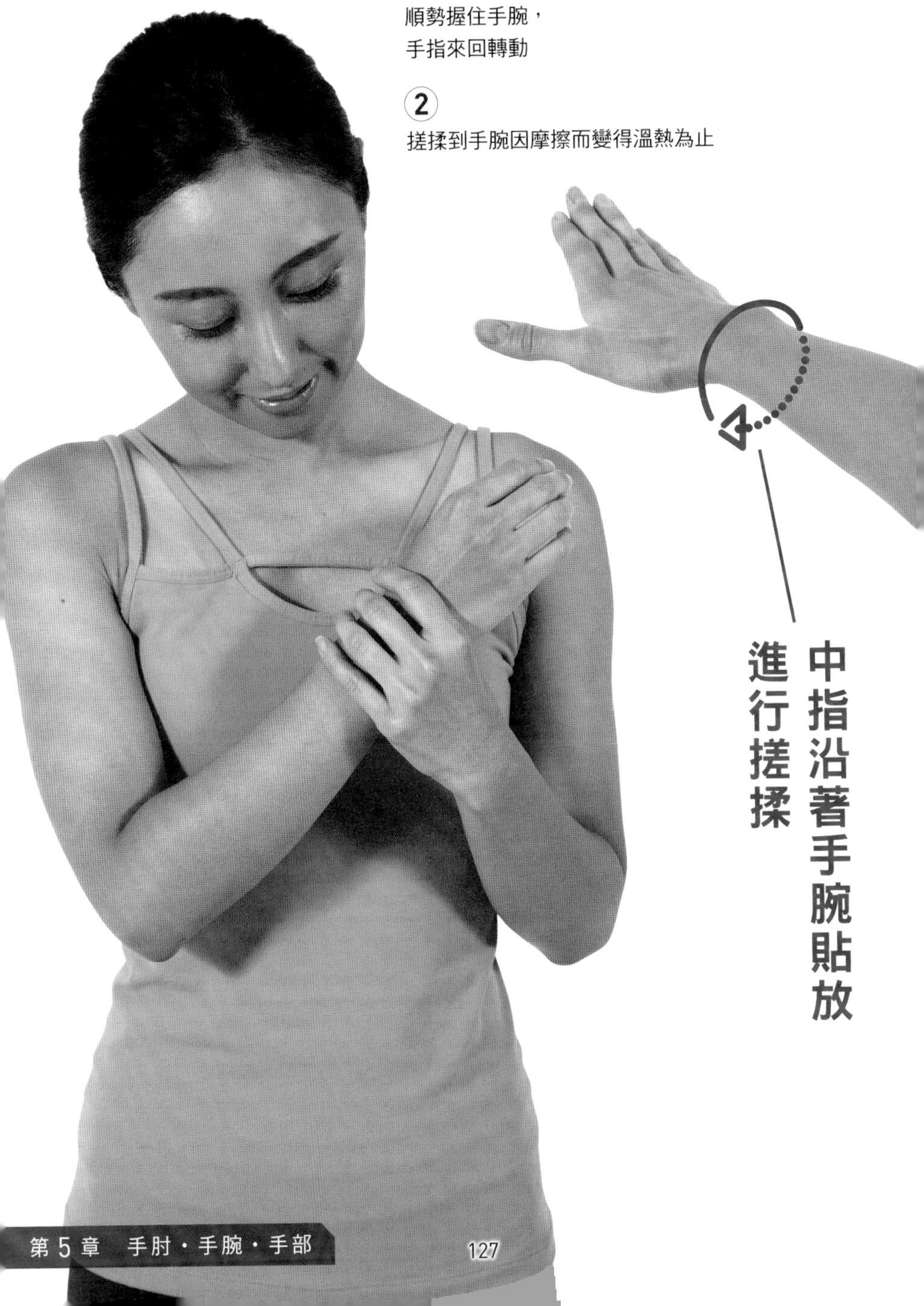

06 手肘的交叉點

肩膀僵硬、動作不靈活，
上述等肩部不適的情況，起因除了肩膀以外，也有可能是因為手肘肌肉功能降低。
有這種情形的人，建議觸摸手肘外側隆起處的下方，做彎曲與伸直的動作。
手肘的肌肉經由腋部與體幹相連，所以只要此處能發揮作用，便能帶動體幹，手肘所承受的負擔也會隨之減輕。活動身體前進行這項伸展法能產生良好效果，因此早上或運動前是最佳執行時刻！

這個方法比按摩肩膀本身更容易達到鬆緩效果！實在很不錯。

一下子就通體舒暢，簡直令人不敢相信……這究竟是怎麼辦到的？

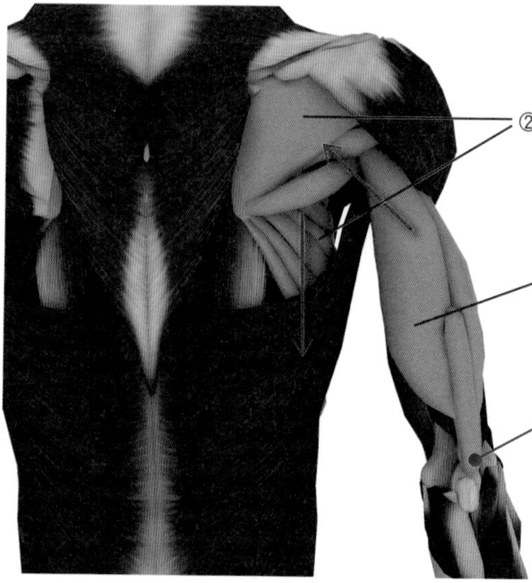

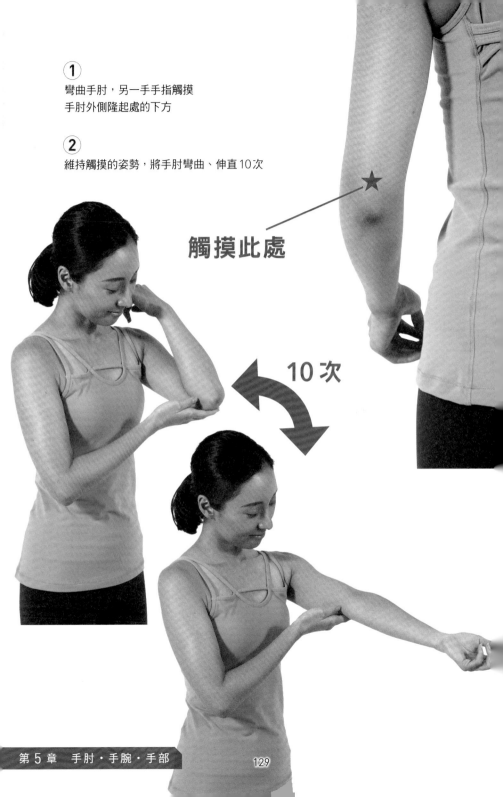

①
彎曲手肘，另一手手指觸摸
手肘外側隆起處的下方

②
維持觸摸的姿勢，將手肘彎曲、伸直10次

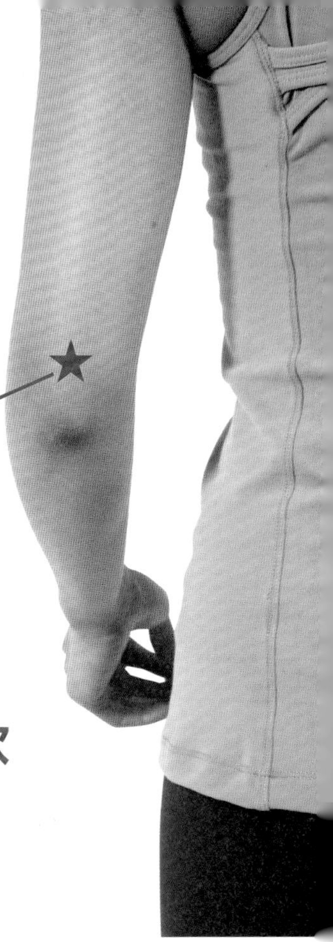

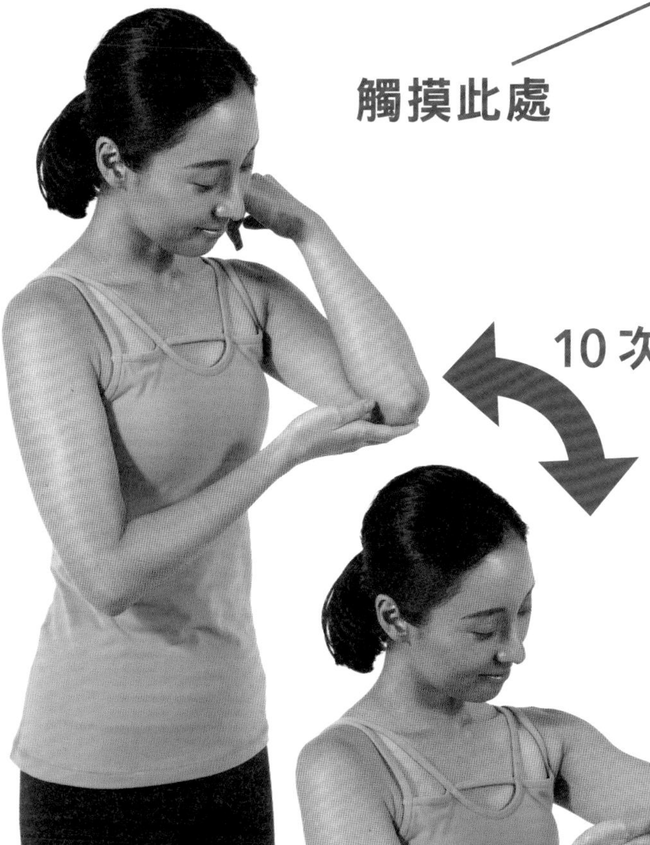

07 手掌的交叉點

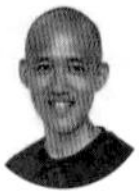

駝背、圓肩、手腕與手肘疼痛、肩膀僵硬，
有這些情況的人，往往過度使用大拇指與食指。
這樣的人，只要懂得確實運用中指，即可帶動小指與無名指，均衡地使用到所有的手指！
請一邊觸摸中指根部，並將意識集中於此，一邊反覆做10次布與石頭的手勢。

進行前與進行後的握拳感覺截然不同！

開車疲累時做這個伸展法，再度握住方向盤時，會覺得很放鬆。

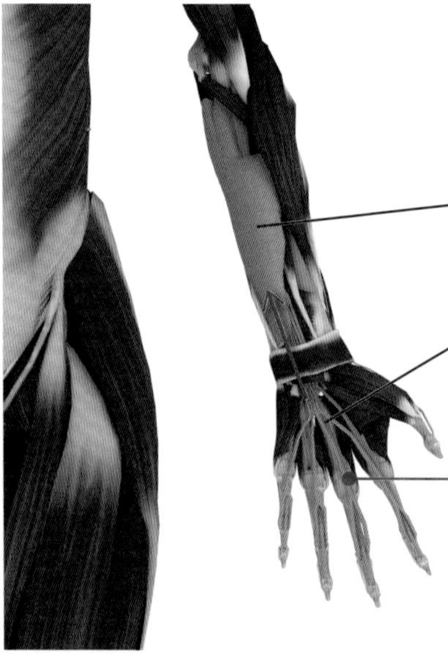

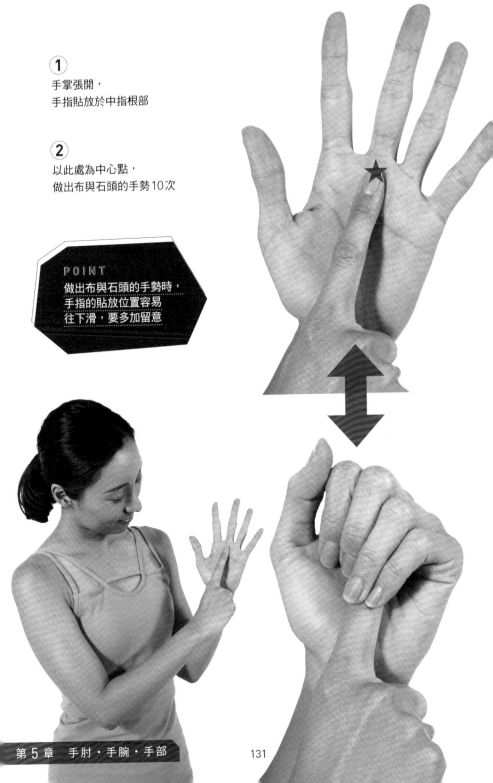

① 手掌張開，
手指貼放於中指根部

② 以此處為中心點，
做出布與石頭的手勢10次

POINT
做出布與石頭的手勢時，
手指的貼放位置容易
往下滑，要多加留意

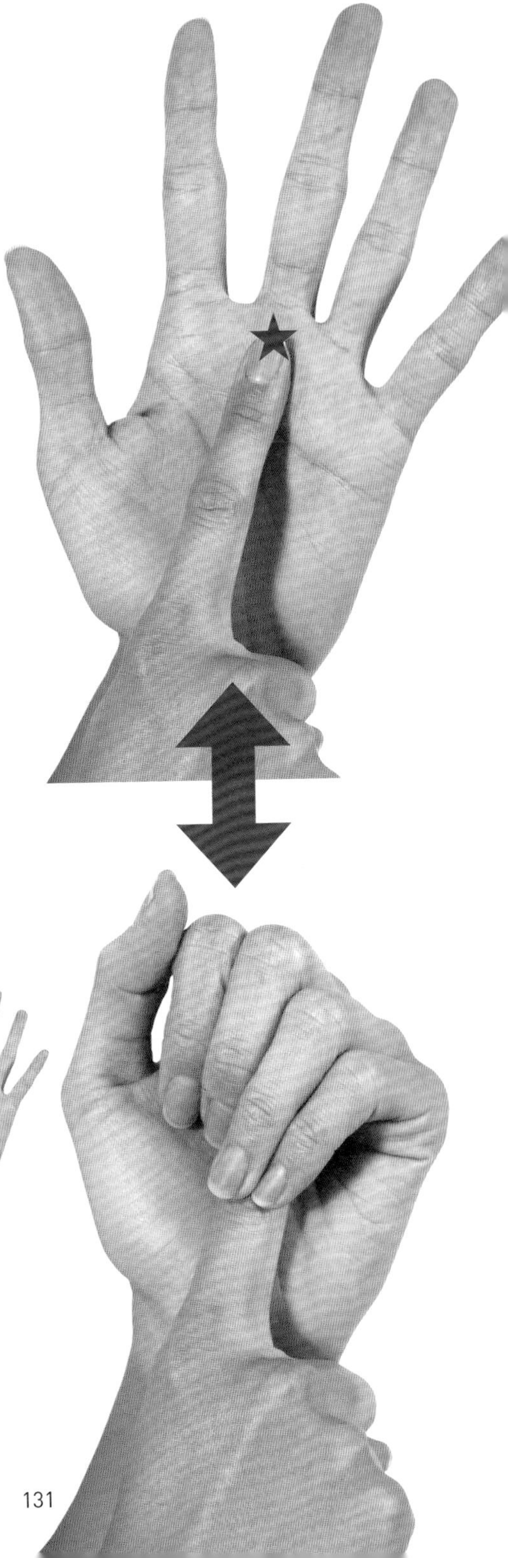

08 前臂內側伸展法

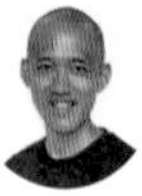

手指是人體當中使用頻率特別高的部位，此時前臂不太會產生僵硬的感覺，不過卻意外地硬邦邦。
前臂與肩膀透過筋膜連結，當前臂僵硬時，僵硬感就會傳至肩部，有時會引起肩膀僵硬或疼痛。
有此煩惱的人，請根據以下順序試著進行伸展。
①四肢跪地，手指朝向身體。
②臀部順勢往後坐。此時須注意手掌不離地、肩膀不上提。

敲了一整天鍵盤後，晚上做這個伸展法，實在舒服得沒話說！

將手肘往外轉，能更加提升伸展效果。

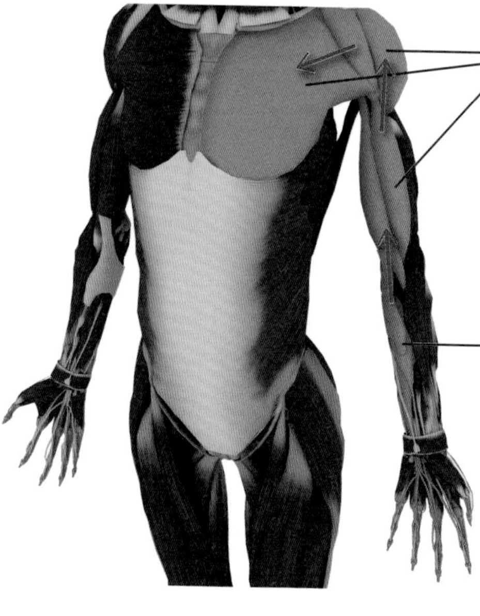

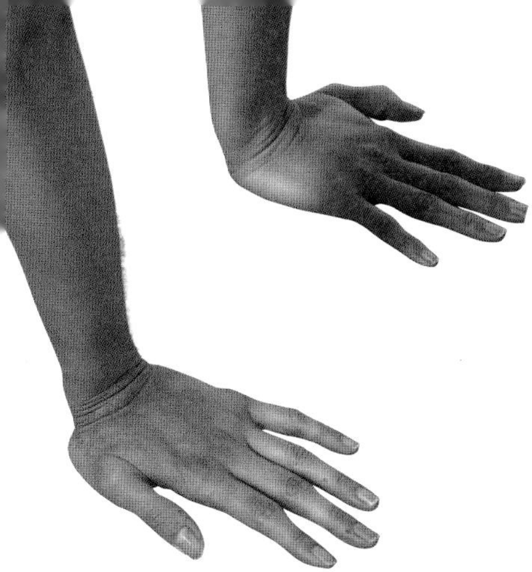

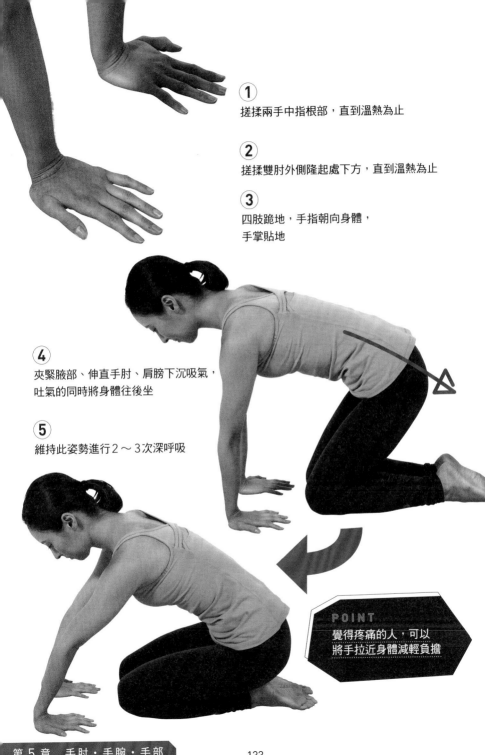

①
搓揉兩手中指根部，直到溫熱為止

②
搓揉雙肘外側隆起處下方，直到溫熱為止

③
四肢跪地，手指朝向身體，
手掌貼地

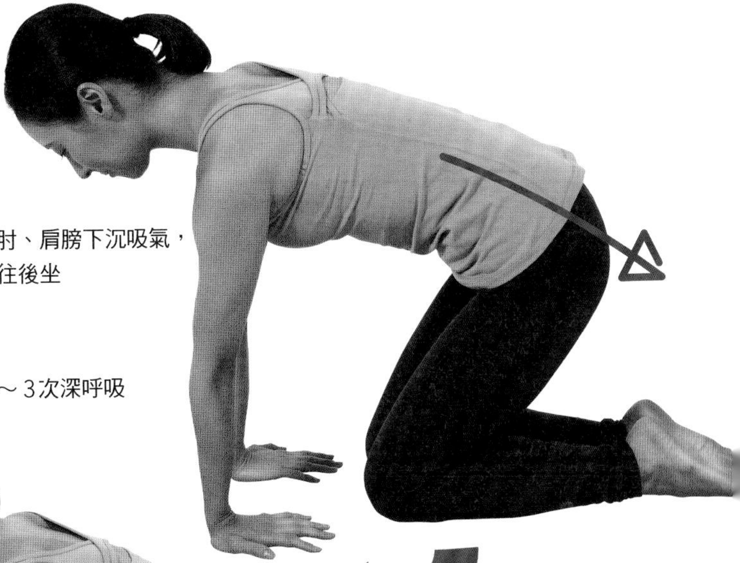

④
夾緊腋部、伸直手肘、肩膀下沉吸氣，
吐氣的同時將身體往後坐

⑤
維持此姿勢進行2～3次深呼吸

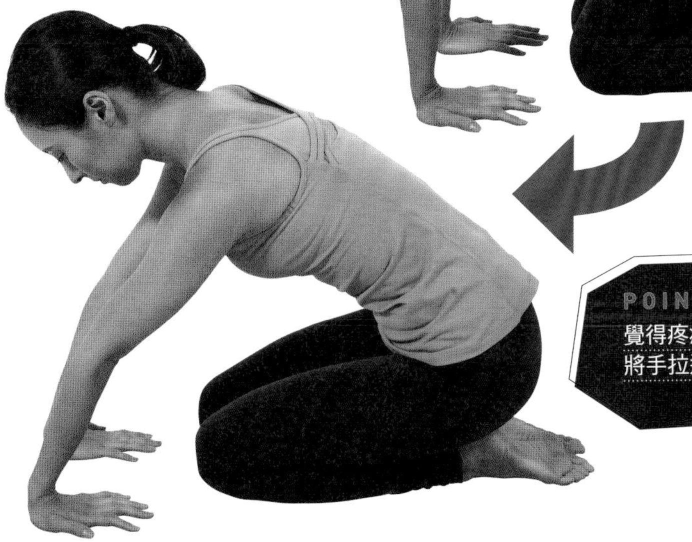

POINT
覺得疼痛的人，可以
將手拉近身體減輕負擔

09 前臂外側伸展法

手腕、手肘、肩膀緊繃或疼痛的人，大多是因為過度使用大拇指，導致前臂大拇指側僵硬。
這塊肌肉從手腕分布至手肘，並經由二頭肌與肩膀相連，因此當其僵硬時，整隻手臂到肩膀都會受到影響。
因此，會覺得這些部位的關節處不舒服的人，請多加伸展此塊肌肉！

做這個伸展法時，首先會對「原來這個部位也會僵硬！」感到驚訝。

從手腕到二頭肌都能感受到逐漸產生的作用力。

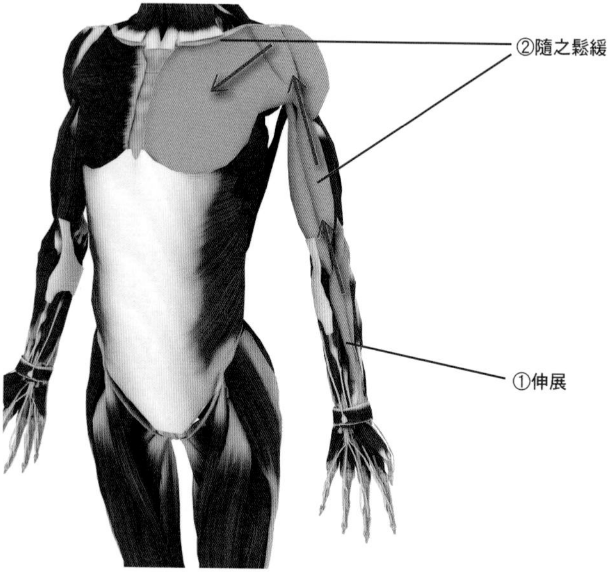

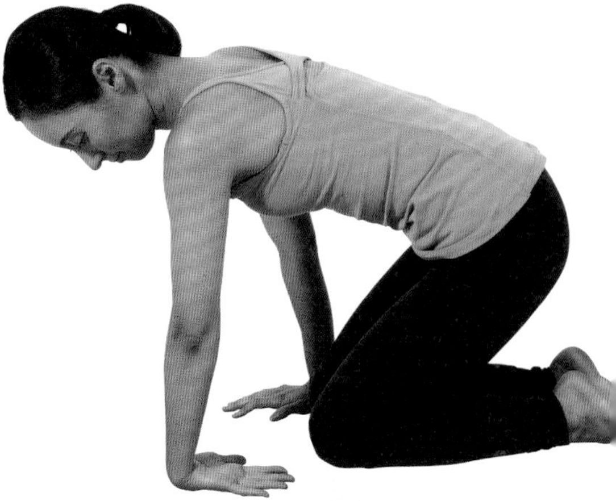

1

膝蓋跪地，單手手背貼著地面

POINT
就像將手肘的皺褶處
朝向前方那樣

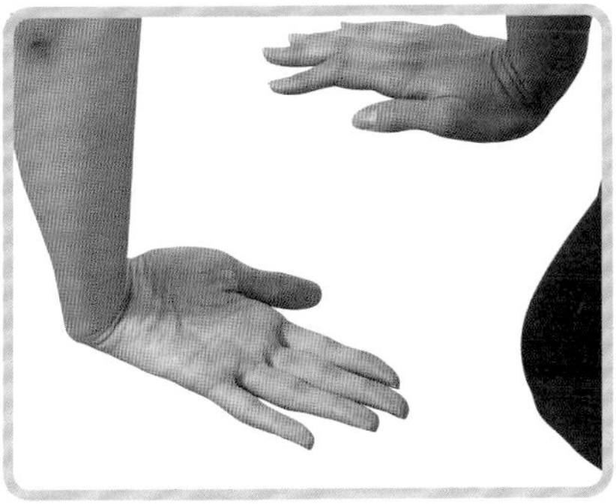

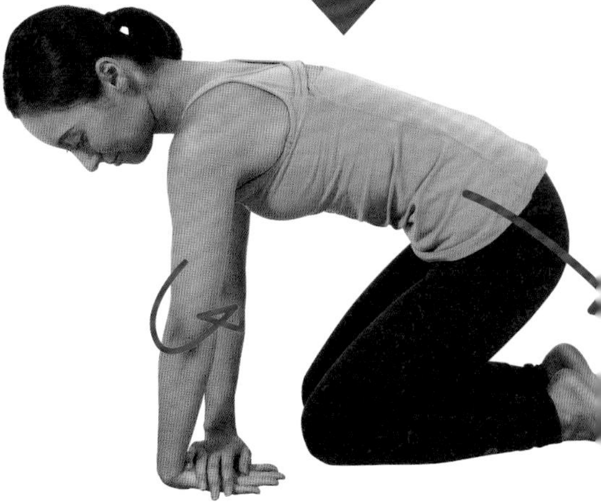

2

手肘向外轉

3

另一隻手壓住此手掌

4

肩膀下沉，吸氣，
吐氣的同時將身體往後坐

5

維持此姿勢進行2～3次深呼吸

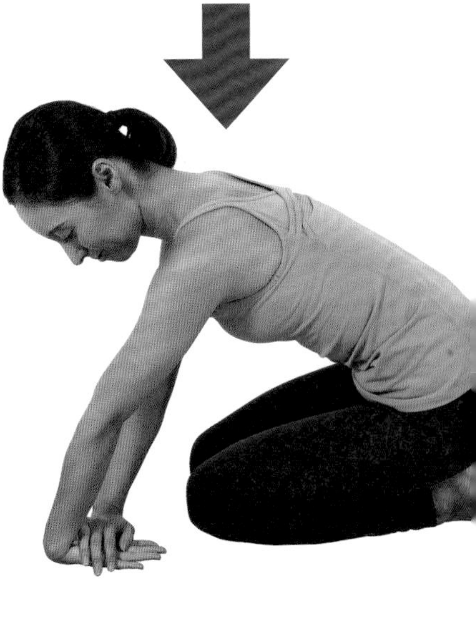

POINT
覺得疼痛的人，
可將手拉近身體
以減輕負擔

10 彈指伸展法

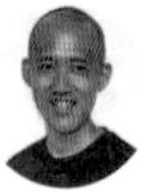

手指與手部疲勞、前臂緊繃，
過度用手而深受這些症狀困擾的人，
請試著依序扳彈大拇指與食指、大拇指與中指、大拇指與無名指、大拇指與小指。
做完一輪後，手指、手掌與前臂都會覺得輕鬆，還能消除疲勞與緊繃。
非常建議頻繁用手的人做這個伸展法喔！請務必一試。

做了這個伸展法後，總算緩解了左手食指的緊繃感！

我也要做這個伸展法！因為工作中常被迫長時間做同樣的動作……。

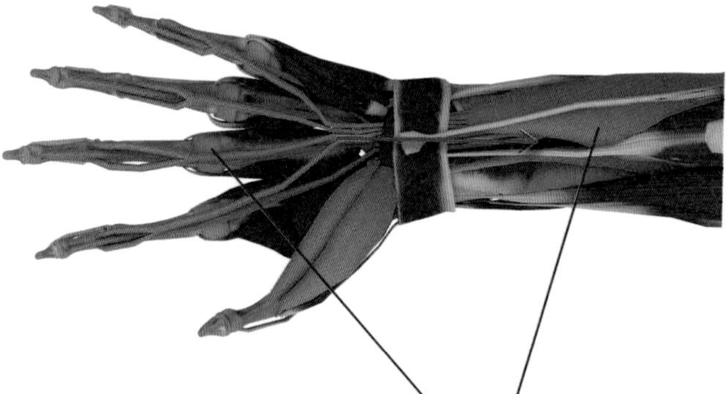

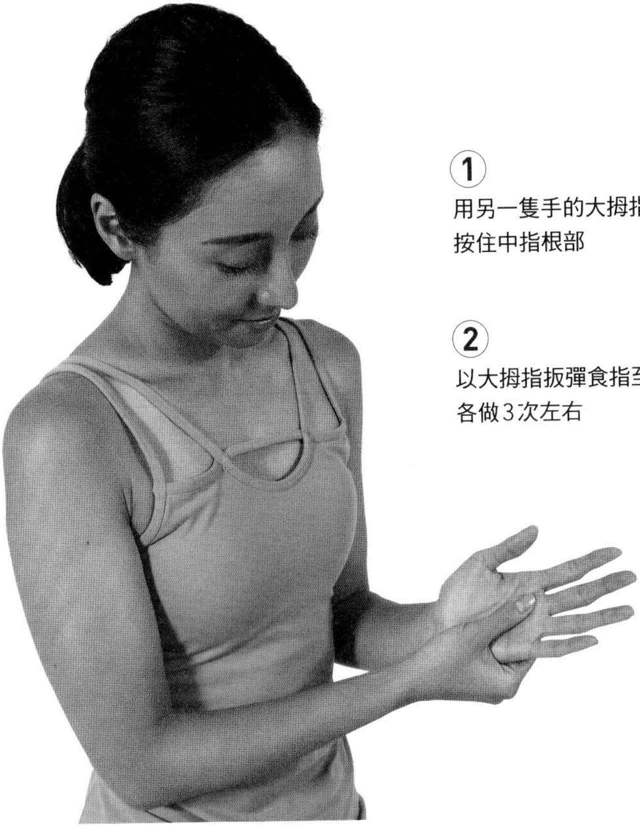

①
用另一隻手的大拇指
按住中指根部

②
以大拇指扳彈食指至小指，
各做3次左右

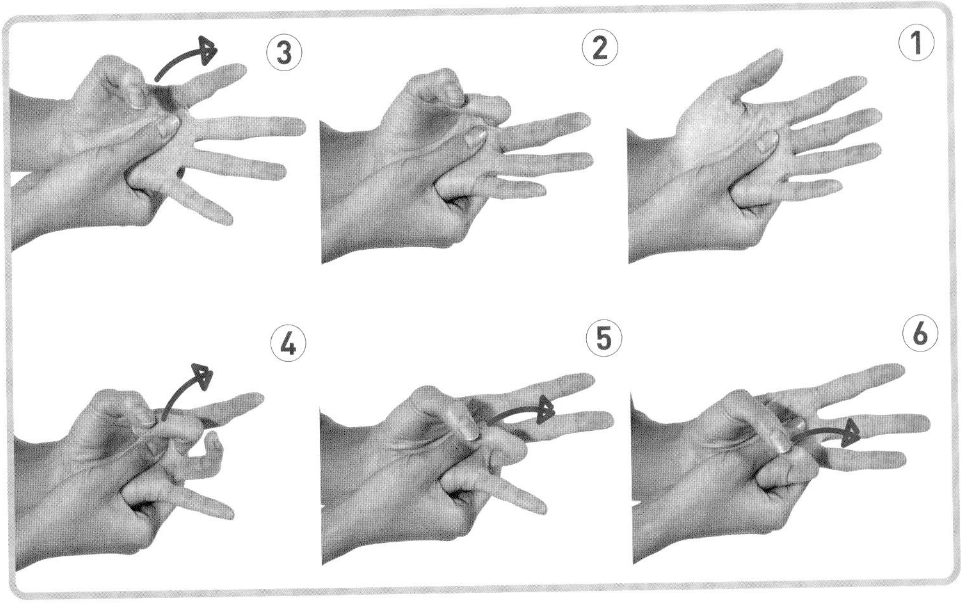

COLUMN

手掌張開時呼吸就會變深

若感到「呼吸似乎變淺……」時，建議大家試試「呼吸時，將手掌打開」。就是這麼簡單。

實際做法如下。

請將大拇指用力握進拳頭裡，然後進行深呼吸。請記住此時吸氣的難易度以及呼吸的深淺度。

接下來請鬆開大拇指，將手掌大幅張開後，進行深呼吸。

感覺是不是很不一樣呢？應該可以感受到手掌張開比手掌緊握更容易吸氣，呼吸也變得比較深的現象吧。

至於為何會出現這樣的差異，若以中醫的觀點來解釋，穴位與穴位之間的聯絡途徑為經絡，而雙手大拇指連結著與肺部密切相關的「肺經經絡」。因此用力握拳時，連結肺部與大拇指的通道會產生遲滯，使呼吸變得吃力。這項觀點在西醫中也能透過筋膜相連機制來解釋。分布於肺經經絡上的肌肉是與筋膜相連的。

身體中心器官的毛病可從身體末梢部位來改善，這也是人體之所以有趣的地方。

第6章

加碼動一動，身體更舒暢！各部位自助保健法

01 紓解膝蓋痛之敲大腿運動

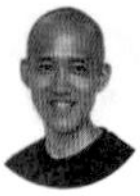

膝蓋痛、動作不靈活，
有這些情況的人，不妨敲打大腿後側與內側。
這是因為膝蓋會痛的人，大多起因於大腿前側與外側過於勞累，導致大腿後側與內側的效能低落之故。
因此，想刺激這些肌肉提升其功用，敲打是非常有效的做法！
從膝蓋附近至髖關節處，都要仔細敲一敲！

每天出門上班前先敲一敲，之後就算走很多路也不容易覺得累。

爬樓梯變得很輕鬆，覺得運動量也增加了！

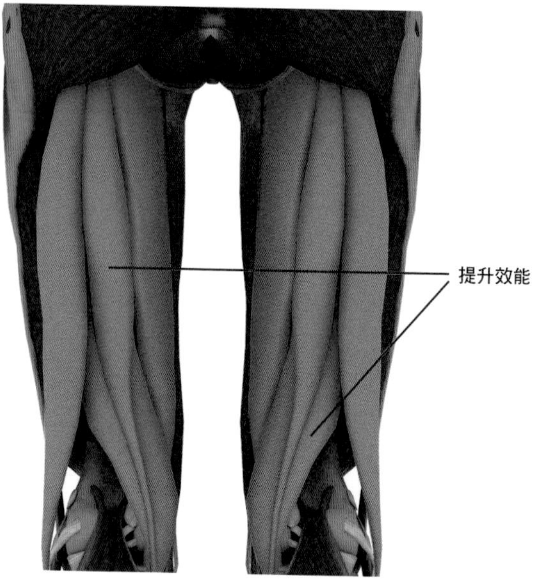

1

雙腳前後開立。
後腳稍微朝向斜前方，保持身體穩定

2

觸摸前腳髖關節的同時，
身體稍微往後推，
左右轉動身體後，面向正前方

3

一邊觸摸肚臍上緣
四指寬處的心窩，
一邊彎腰讓心窩
接近髖關節

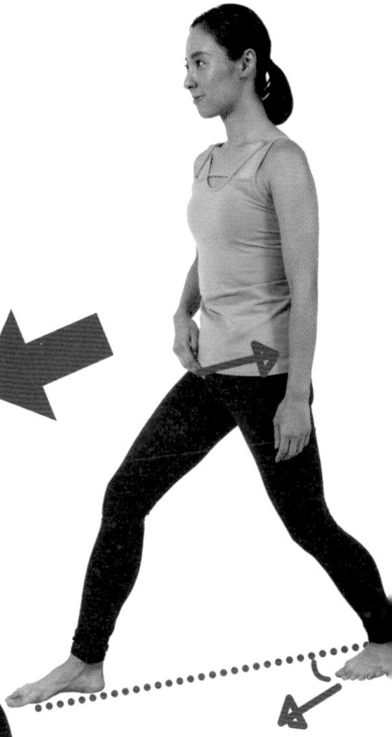

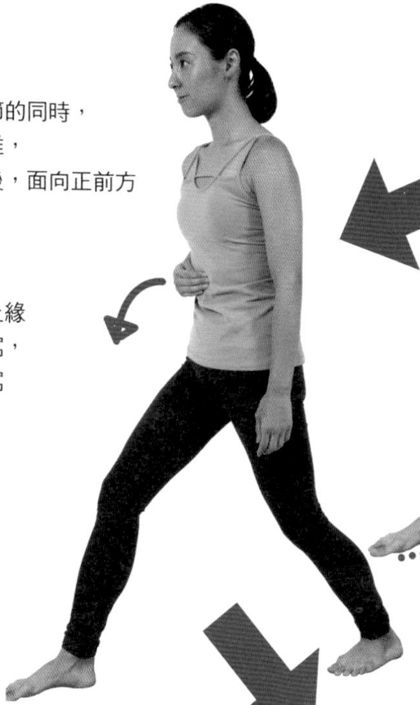

4

利用垂放在側的另一隻手
敲打與搓揉前腳大腿後側與內側予以刺激。
待該部位因摩擦變得溫熱後，
再逐漸將身體打直

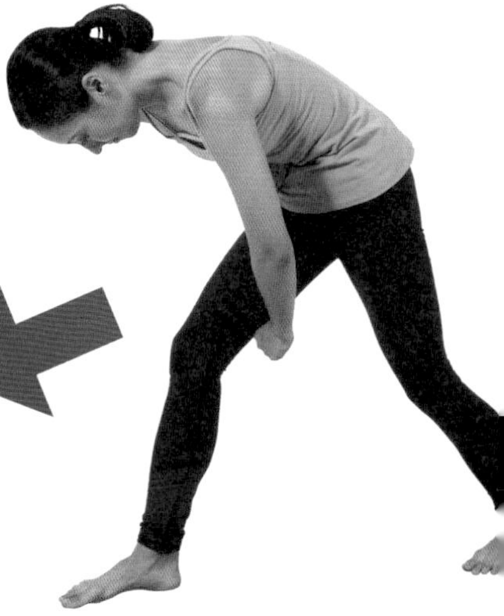

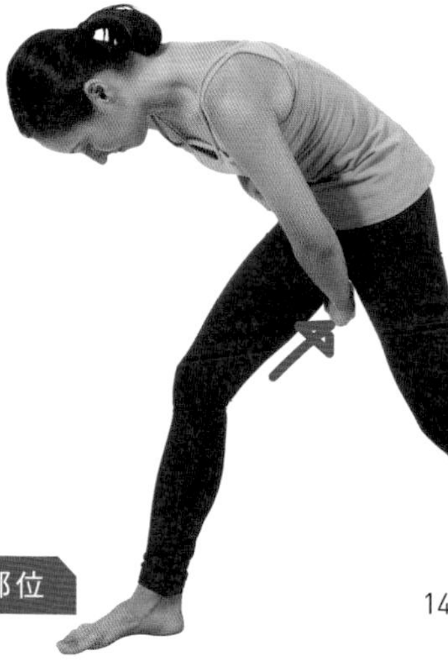

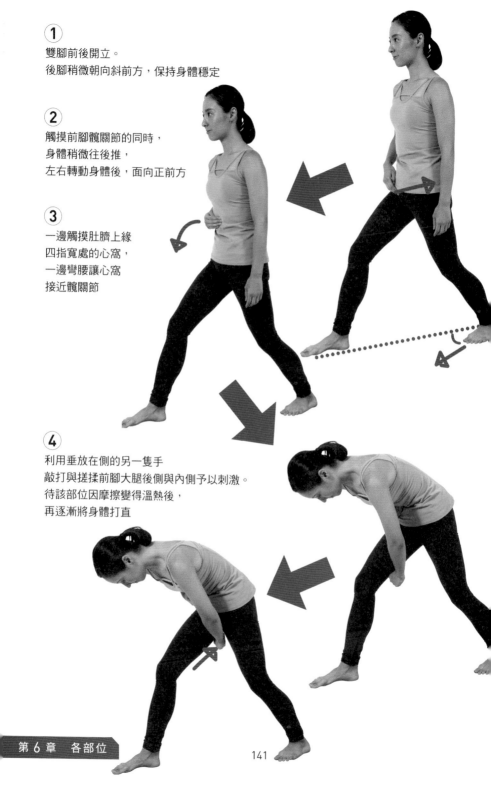

02 紓解腰痛之骨盆底肌收縮運動

很容易腰痛，想好好強化鍛鍊一下，可是又練不出個所以然……
建議有這種困擾的人進行胯下肌肉收縮運動！
位於肛門前一指寬的地方，有個名為會陰的穴位，請將此穴位朝著心窩深處的方向
反覆進行
縮緊⇆放鬆的動作！
如此一來，便能確實鍛鍊到體幹的深層肌肉，達到強化腰部的效果。

只要姿勢不正確就無法將力道傳送至心窩，實在很有趣！

坐辦公室想轉換一下情緒時，就會做這個運動。

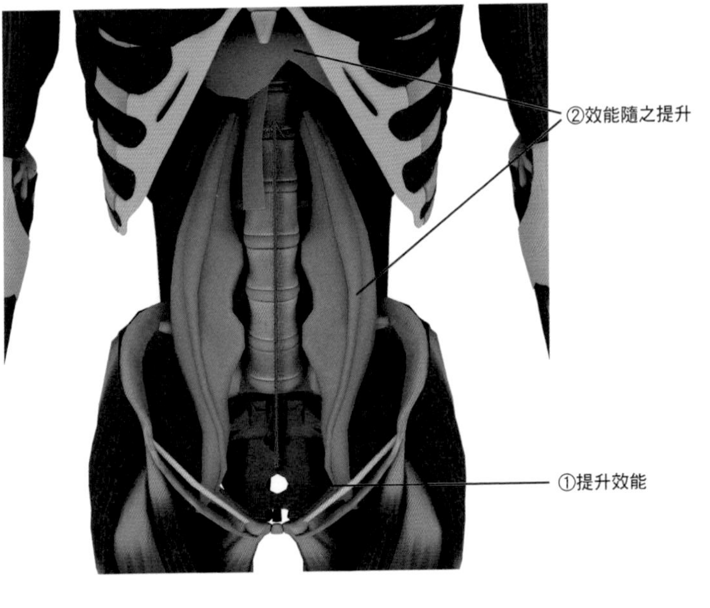

1
雙腳打開與腰同寬

2
骨盆垂直對著地面，
心窩放鬆不出力

3
觸摸肚臍上緣四指寬處的心窩

4
位於肛門前一指寬的地方，
有個名為會陰的穴位，
用力將此穴位
往心窩深處方向夾緊

5
接下來從心窩深處
往會陰方向放鬆

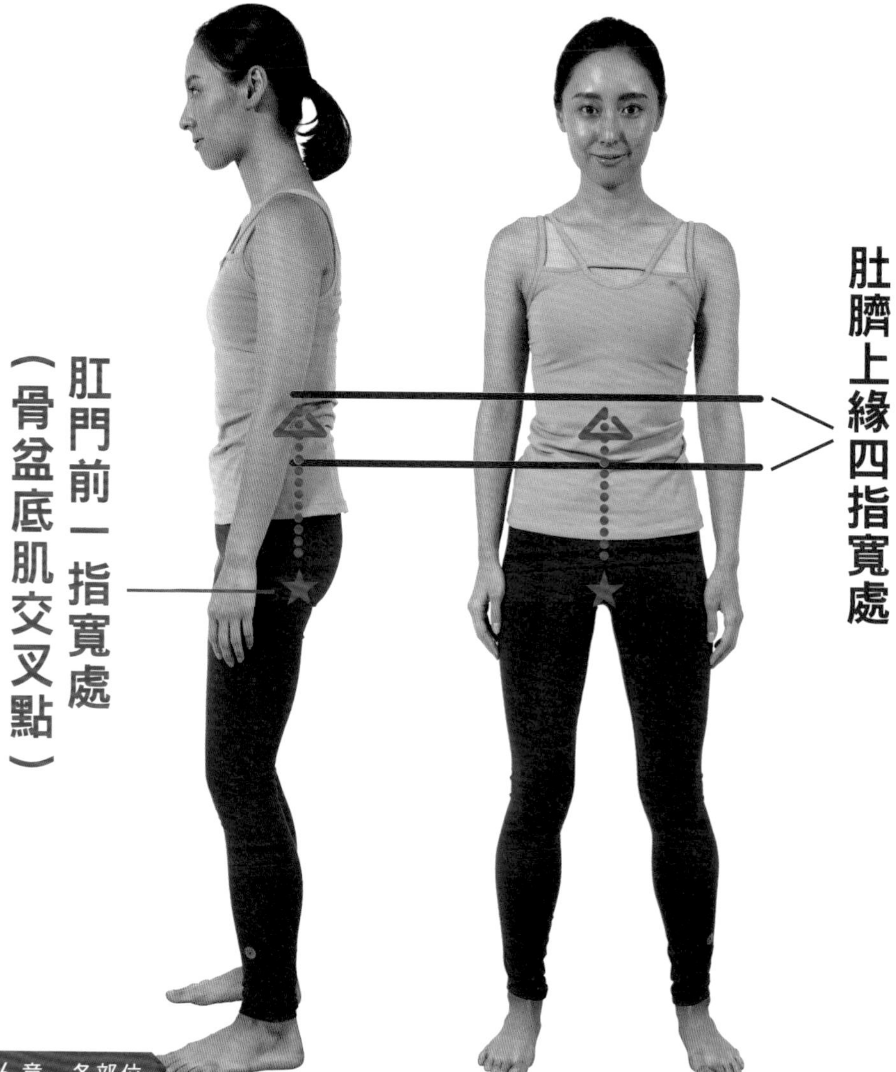

03 紓解肩膀僵硬之轉手臂運動

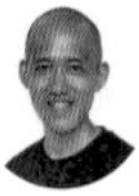

肩膀僵硬、疼痛的人
大多慣性出力導致肩膀容易上提。想解決這項困擾，必須讓肩膀下沉到正常位置，而能發揮此項作用的肌肉位於腋部。
搓揉腋下直到變得溫熱為止，接著一邊觸摸手臂，一邊往前後各轉動5次。
如此一來，肩膀就會下沉，動作也會變得順暢，並緩和僵硬與疼痛的情況。

早上起床時原本會背痛，做了這個伸展後，狀況減輕了很多。

覺得後頸到腦部的血液循環變好了。

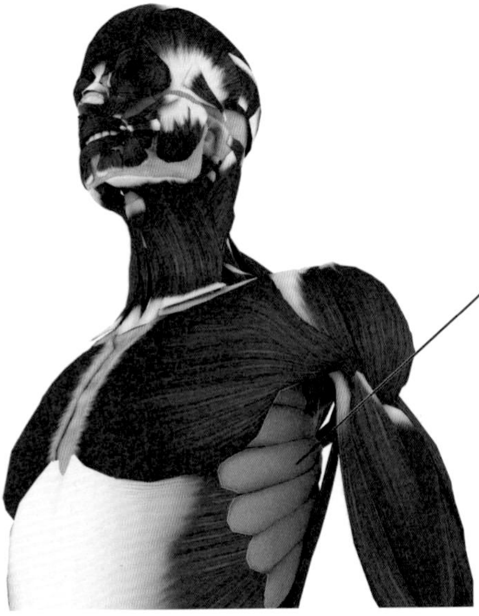

①
單手貼放於腋下，搓揉直到溫熱為止

②
完成搓揉後，將手貼放於腋下，
手臂往前、往後各轉5次

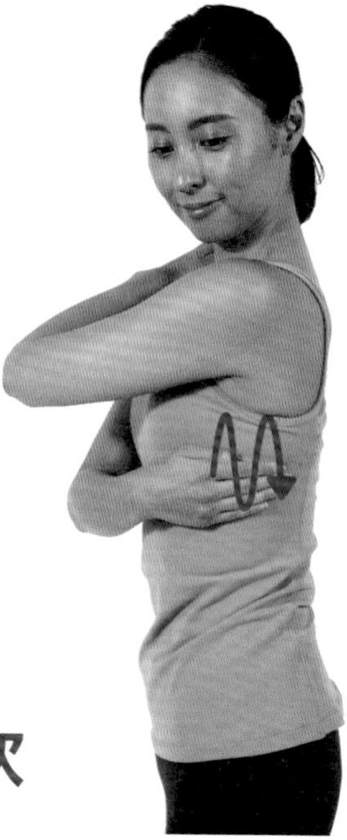

往前5次　　往後5次

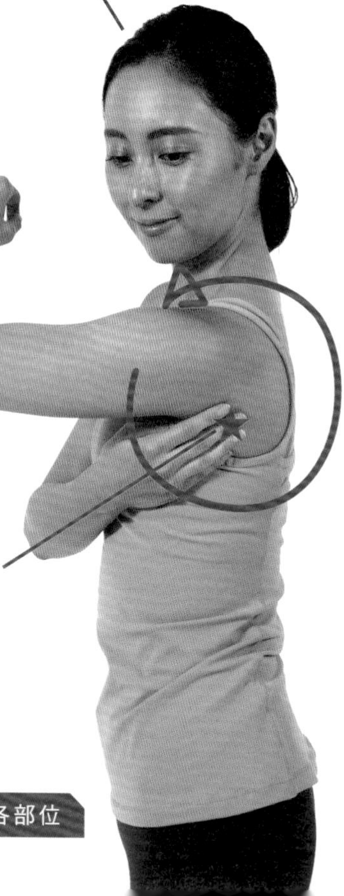

交叉點

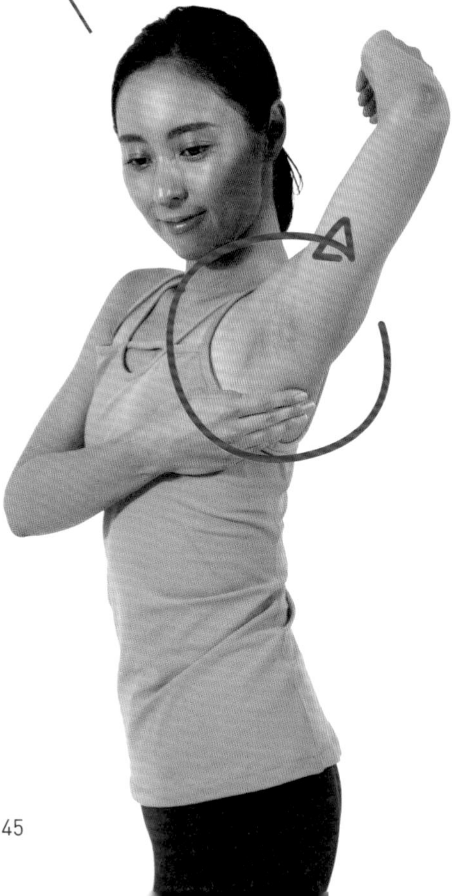

04 通體舒暢充電提神之萬歲剪刀石頭布

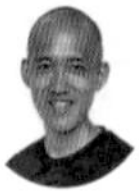

長時間駕駛、走路、久坐辦公室、站著工作……
無論進行何種活動，人只要疲累就很容易彎腰駝背。
因此，為了一口氣解決這個問題，一起來伸展身體，做做剪刀石頭布吧！
做出石頭手勢時伸展身體，剪刀手勢時再多伸展一些，布手勢時則更加倍伸展。
如此一來，便能一舉獲得通體舒暢的效果。感到疲勞時請試著做做看！

洗完澡後做這個運動真的超舒服。

疲勞時做這個會覺得很愉快！真不錯！

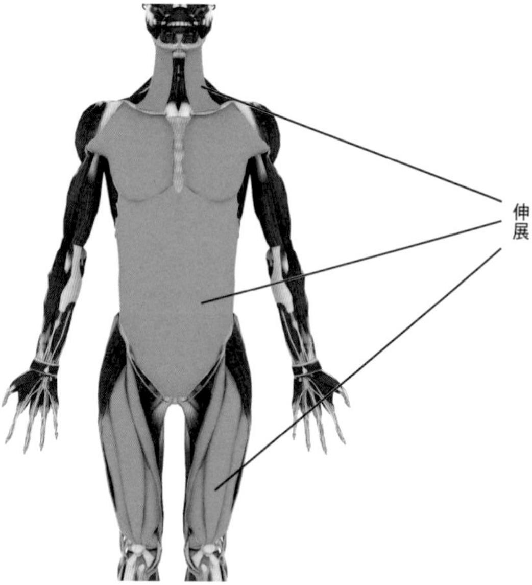

①
做出石頭的手勢，
身體往上伸展

②
換成剪刀手勢，再多伸展一些

③
再換成布手勢，加倍伸展

④
瞬間放鬆

POINT
伸展時，身體
應稍微往後拉，
而非朝向正上方

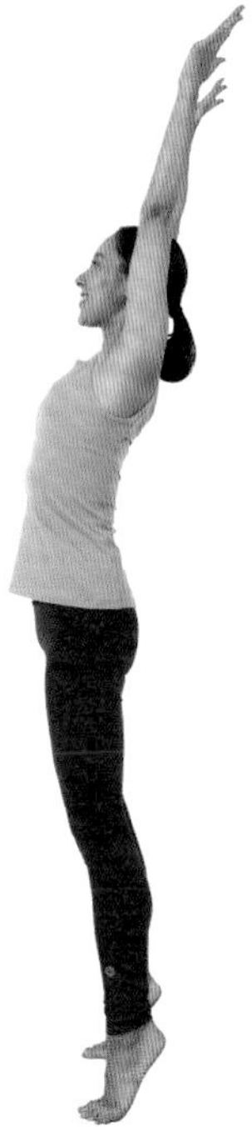

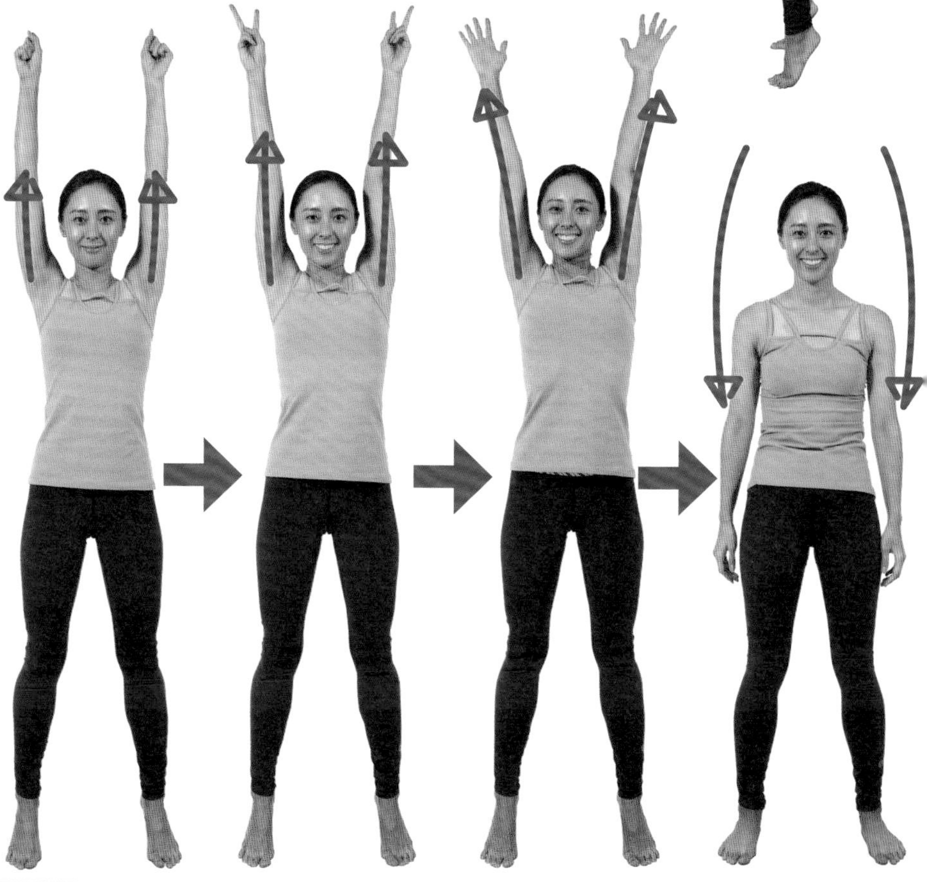

05 通體舒暢充電提神之單側剪刀石頭布

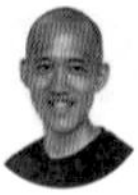

覺得身體沉重、無法消除疲勞、腰痛、肩膀僵硬不適……
這種時候建議伸展側腹，做做剪刀石頭布！
將單手手臂往上舉，做出石頭手勢時伸展身體，剪刀手勢時再多伸展一些，布手勢時則更加倍伸展。
此時請注意，另一側的肩膀必須下沉，並夾緊腋部。
只要做這個動作，就能順利紓解上述狀況喔！請務必一試！

「明明沒做什麼事，身體卻很疲倦」時，我就會勤做這個伸展！

伸展腋下後，血流通順，覺得身體變暖了。

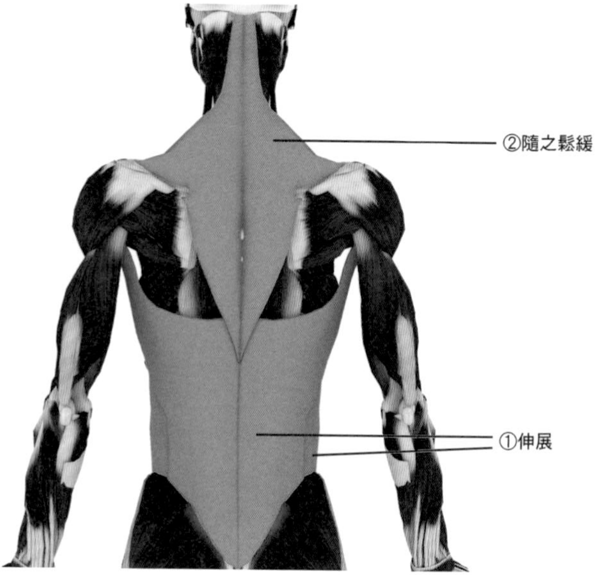

①
單側手肘彎曲，
夾緊腋部，肩膀下沉

②
另一隻手做出石頭的手勢，
進行單側伸展

③
換成剪刀手勢，再多伸展一些

④
再換成布手勢，加倍伸展

⑤
瞬間放鬆

⑥
另一邊也以同樣方式進行

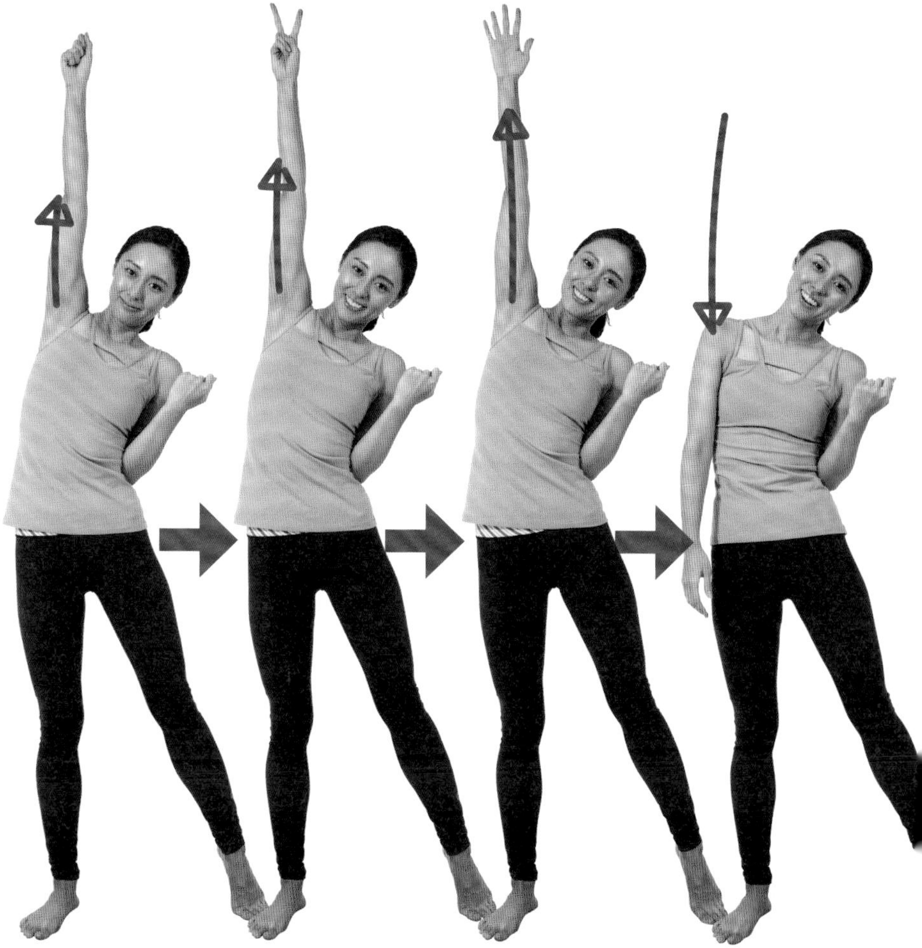

06 瘦腿之單腳深蹲運動

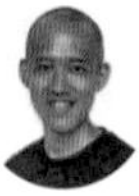

腰痛、
預防膝蓋痛、
瘦腿，
能針對上述情況發揮效果的，就是將重點擺在髖關節與坐骨（位於臀部外側下方）的深蹲運動。
觸摸此處並深蹲，便能同時鍛鍊到體幹的深層肌肉與下肢。
剛開始做10次即可，習慣後增加到20次。駕輕就熟後再增加為2～3組。
請循序漸進地增加負荷喔！

此方法對腿部水腫也有效！我每天都做。

這運動雖然不激烈，但能感受到作用力在身體中心逐漸擴散的感覺……。

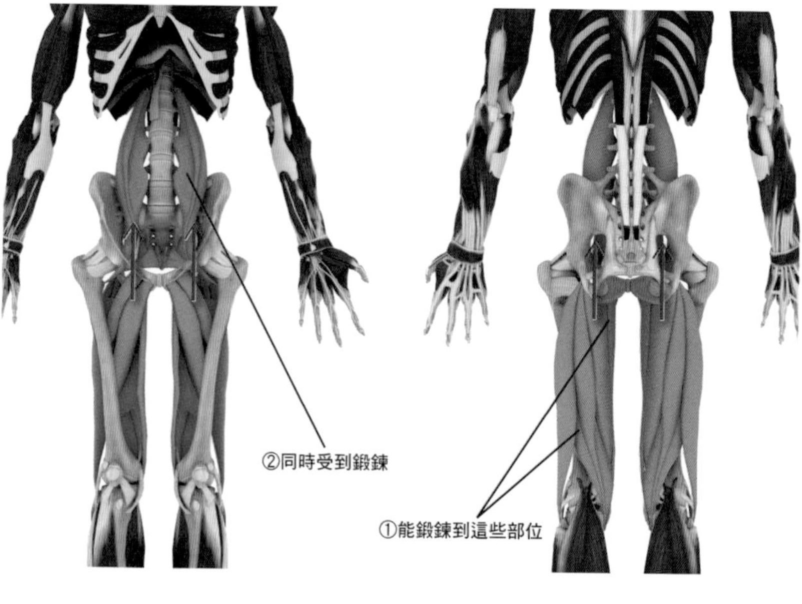

①
雙腳前後開立，重心稍微
放在前腳，後腳則以腳尖點地

②
雙手分別觸摸後腳側的髖關節與
前腳側的臀部外側下方

③
身體從髖關節處往下彎，
感受前腳大腿後側有所伸展

④
以臀部外側下方為起點
將身體往上抬

⑤
反覆進行幾次彎曲與伸展的動作

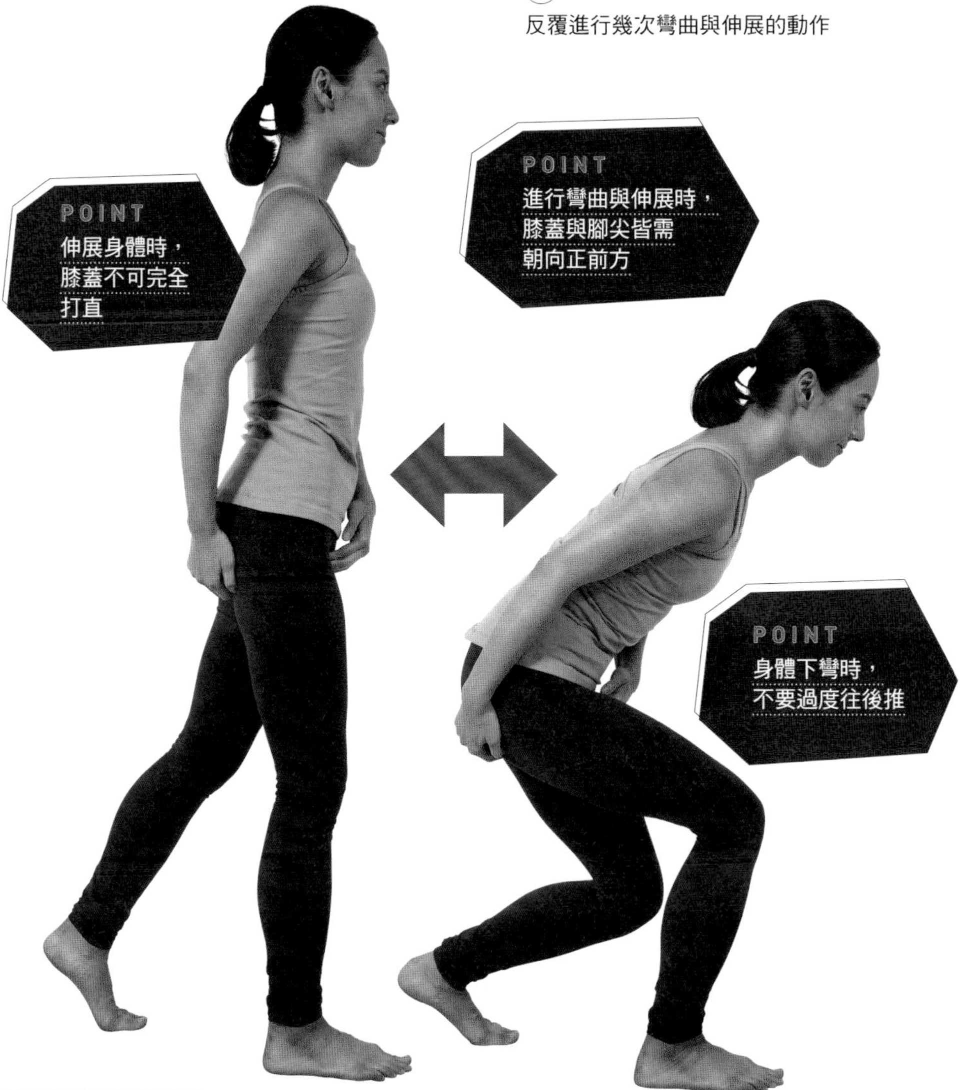
POINT
伸展身體時，
膝蓋不可完全
打直
POINT
進行彎曲與伸展時，
膝蓋與腳尖皆需
朝向正前方
POINT
身體下彎時，
不要過度往後推

07 練出小蠻腰之側捲腹運動

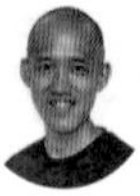

若想透過鍛鍊腹肌來瘦腰的話，不妨將重點擺在拉近腋部與髖關節之間的距離。

做此運動時，很多人會努力讓手肘靠近膝蓋，然而這種方式只不過是活動手臂與腿部而已，鍛鍊起來的效率相當差。

腋部和髖關節處的肌肉與深層肌肉相連，將重點放在這裡更能收到瘦腰效果。

沒想到這個姿勢對我來說頗有難度，沒辦法做很多次！

做的時候不是彎折身體，而是比較接近擠壓的感覺？

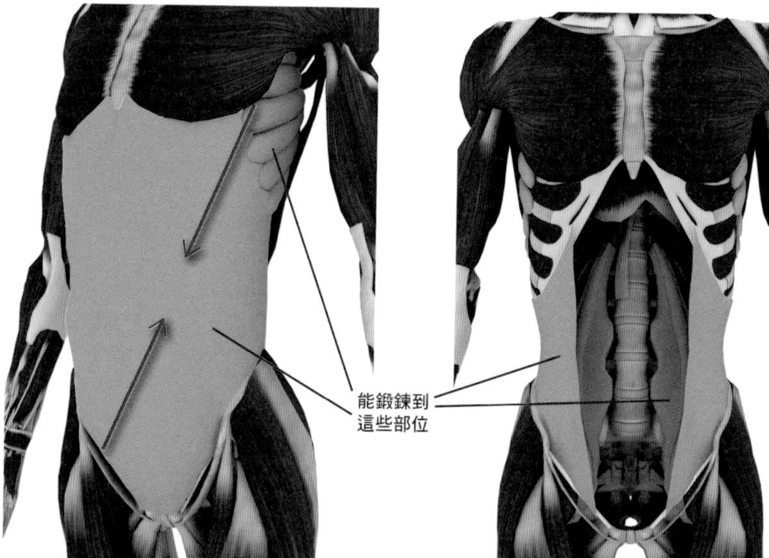

1
搓揉髖關節直到溫熱為止

2
搓揉兩側腋下直到溫熱為止

3
臉朝上平躺，
雙手交叉於腦後

4
彎起身體，
單側腋部接近另一側的
髖關節後，恢復平躺

5
左右交互進行數次

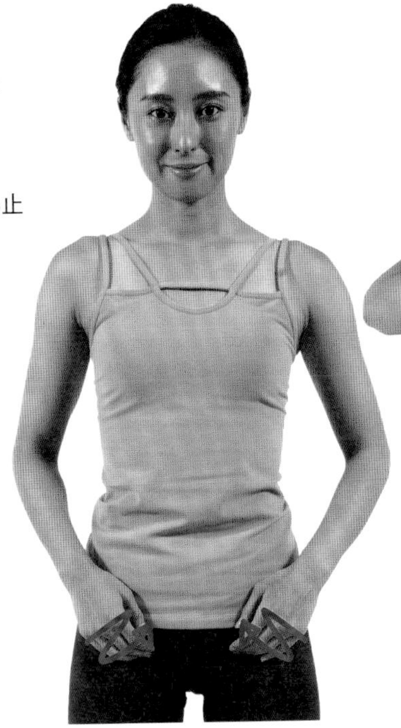

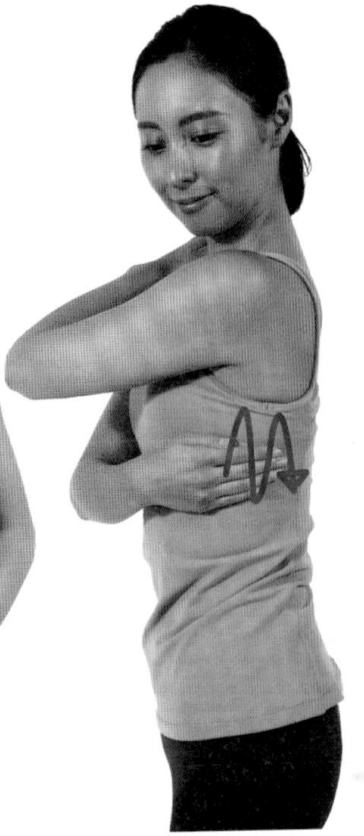

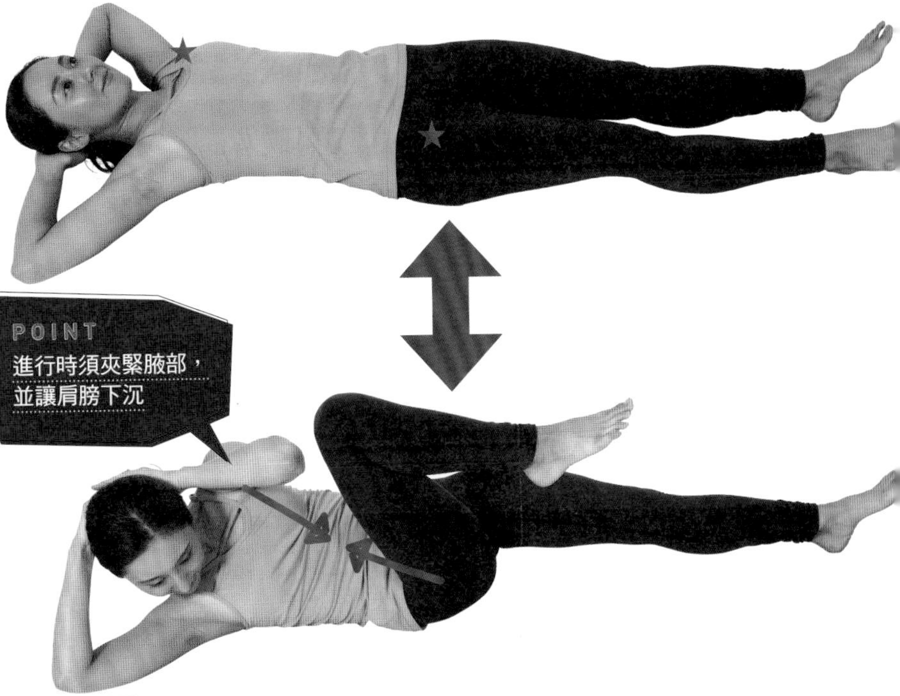

POINT
進行時須夾緊腋部，
並讓肩膀下沉

08 瘦手臂之上臂撐體運動

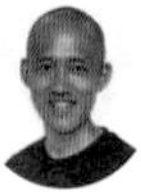

想鍛鍊手臂的人，
我建議可以搓揉手肘與腋部後，進行上臂撐體運動。
搓揉這兩個部位能提醒自己注意腋部到手臂內側這一段，之後再進行鍛鍊，就能更加強化手臂內側。
請搓揉至變得溫熱後，再進行後續動作。

覺得有刺激到平常不太使用的肌肉。

持續進行兩週後，已經能看出效果了！

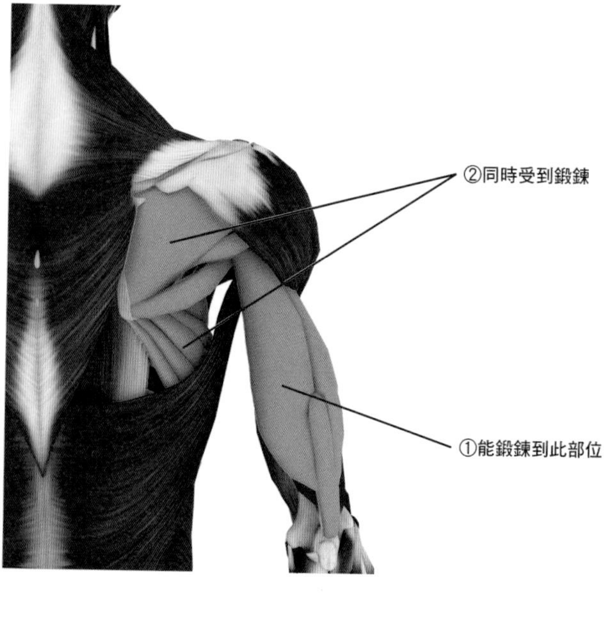

1
搓揉兩側腋下下方直到溫熱為止

2
搓揉兩側手肘上端直到溫熱為止

3
淺坐椅邊，
雙手撐住椅子，
身體往前移至懸空

4
重複做出伸直手肘，
將身體往上抬的動作

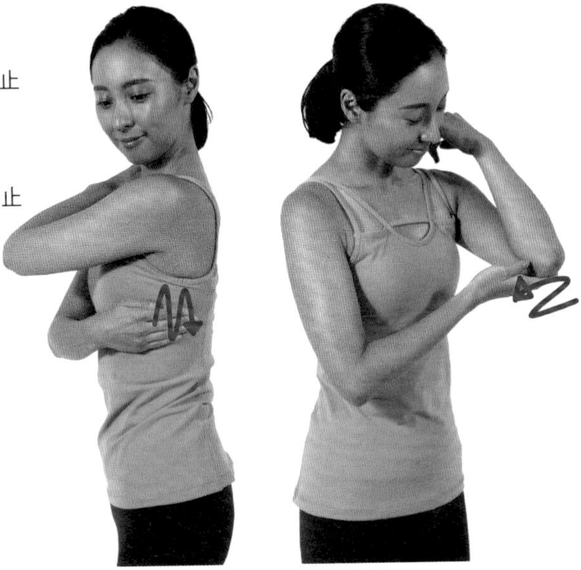

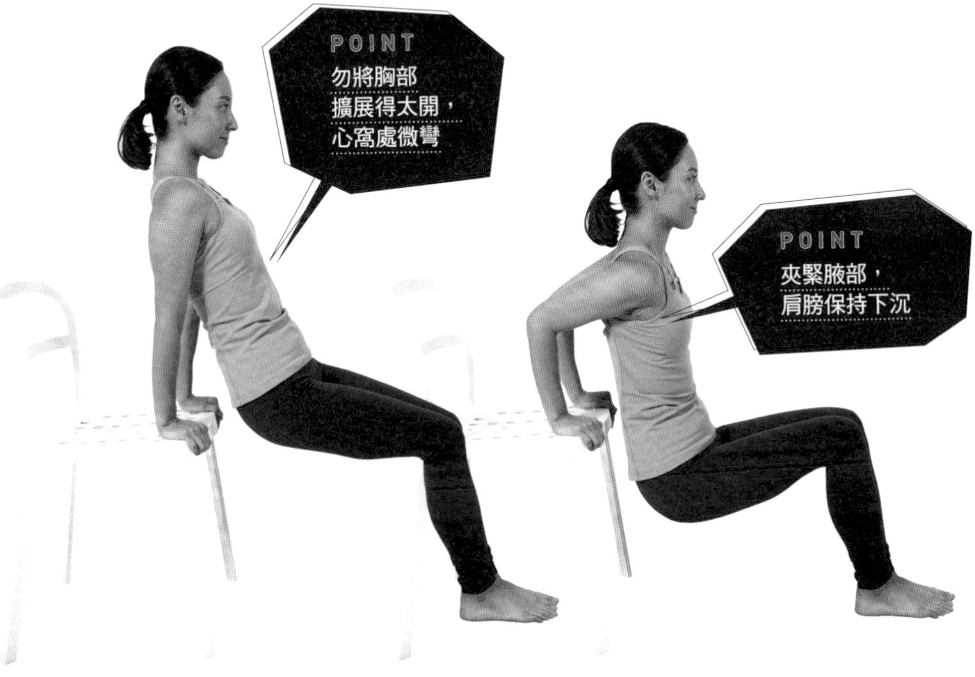
POINT
勿將胸部
擴展得太開，
心窩處微彎
POINT
夾緊腋部，
肩膀保持下沉

09 利用牆壁亞洲蹲

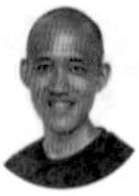

腳踝僵硬、
髖關節僵硬
因而無法蹲下，
有上述情況的人，請放鬆膝蓋、放鬆心窩、觸摸髖關節，背貼著牆壁練習蹲下。掌握上述三個要點便能啟動深層肌肉，關節的動作也會變得順暢。
只要練習蹲下就能解決上述所有問題。請務必一試！

練了這個後，我抓到一屁股坐下的技巧，以後落坐時不用再提心吊膽了。

做完後，髖關節周圍好像真的挺舒服的耶！

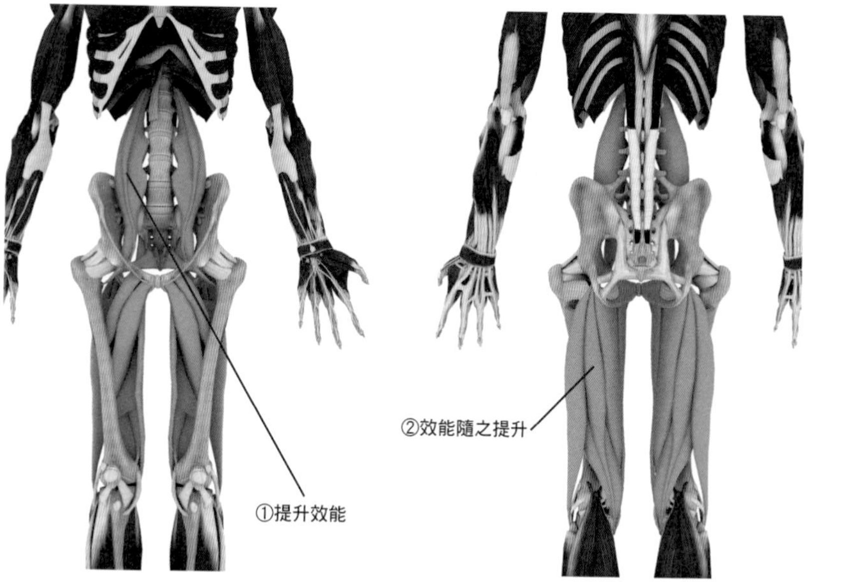

1
背對牆壁，身體距牆壁
約一個腳掌長的距離

2
背部貼牆，宛如倚著牆壁般，
在此狀態下搓揉髖關節直到溫熱為止

3
維持觸摸髖關節的姿勢，
身體從牆壁垂直滑落並順勢蹲下

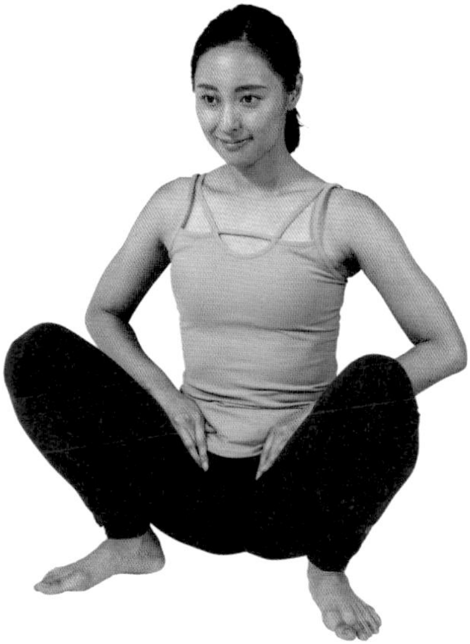

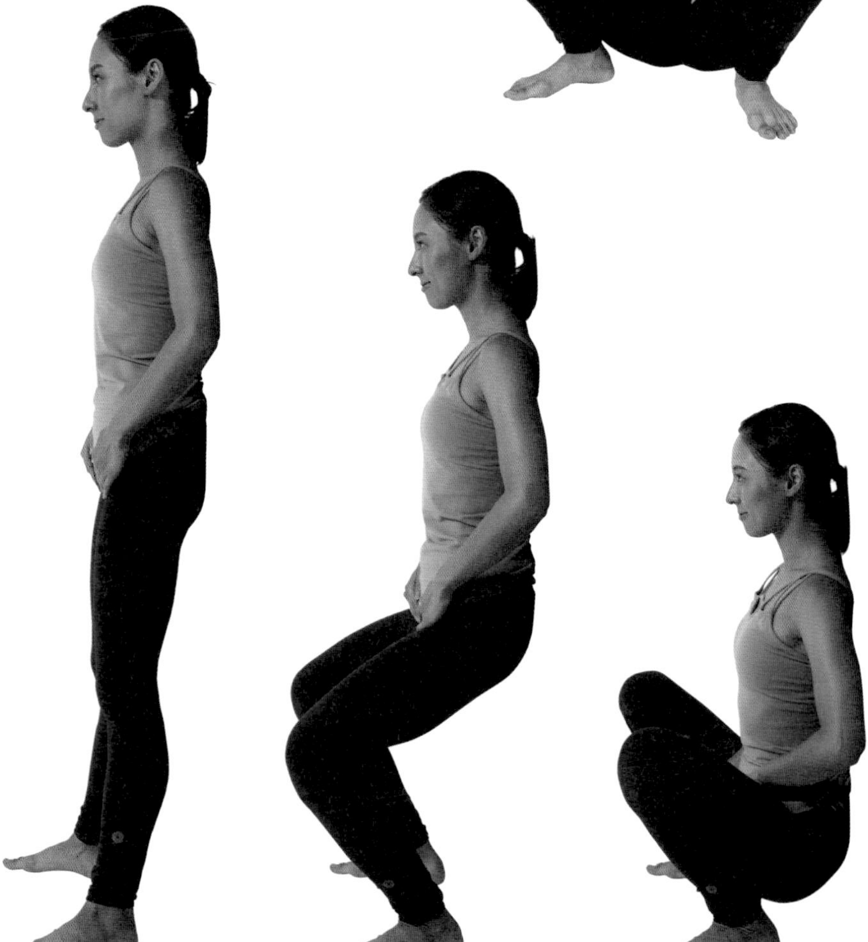

10 再多劈一點之劈腿伸展法

劈腿的訣竅在於上下左右活動腳踝。
首先在雙腿能打開的範圍內，將身體往前傾。
接著上下左右活動腳踝。
然後身體再往前傾一些。
如此反覆進行數次。
過程中可能會面臨極限，不過卻能將自身最大的能耐完全發揮出來喔。
按照上述步驟確實進行，就不太會有「好痛，做不下去！」的情形發生。

這招超厲害！原以為自己的身體很僵硬，沒想到腳能張這麼開！

原本劈腿時都會習慣用力，或許放鬆才是訣竅所在吧。

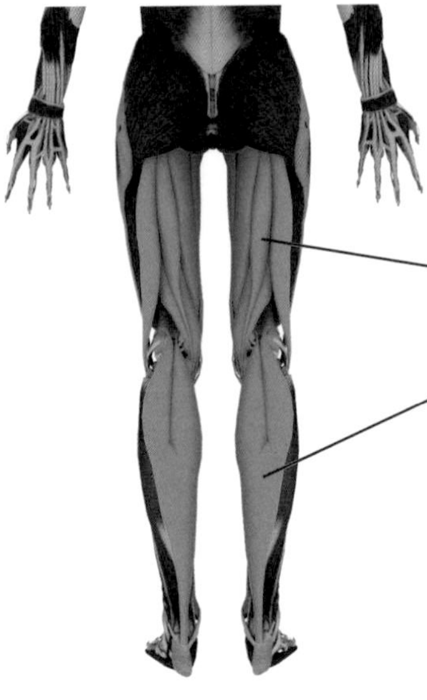

對此部位產生效果

1
雙腳打開，
身體前傾

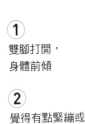

2
覺得有點緊繃或
有些微痠痛時，
上下左右活動腳尖

3
這麼做緊繃或痠痛的
感覺就會減輕，
此時再將身體往前傾一些

4
若又出現緊繃感，
就再度上下左右活動腳尖

5
身體再稍微往前傾，
進行2～3次深呼吸

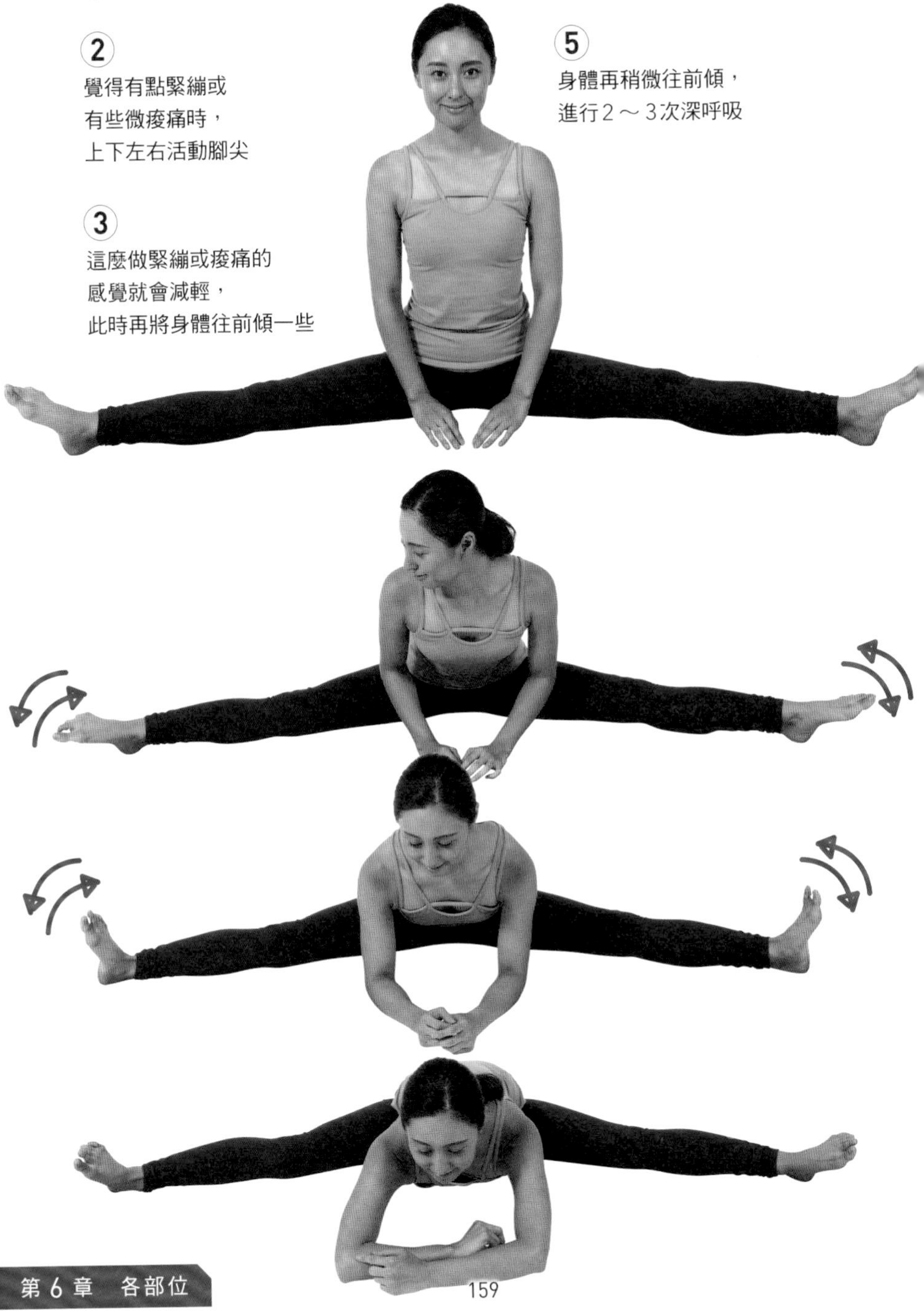

[著者簡介]

柴 雅仁

活躍於橫濱鶴見、蒲田地區的專業私人健身教練。致力提倡不會引發疼痛而且靈活有力的鍛鍊法。在Twitter上所發表的「10秒伸展法」獲得12萬按讚數，粉絲急增中，目前有超過11萬的粉絲追蹤關注。

亦為針灸師／NSCA認證專業私人健身教練／JCMA認證體軸治療師。

日本版STAFF

封面設計	安賀裕子
本文設計・DTP	戸塚みゆき(ISSHIKI)
模特兒	東 美樹(Space Craft)
髮妝造型	奈良岡 凪咲(ヘアメイク特攻隊)
服裝提供	easyoga

10秒立即見效！最強穴位伸展操

觸摸交叉點進行伸展，就能啟動深層肌肉開關，使伸展效果倍增

2020年10月1日初版第一刷發行

著　　者	柴 雅仁
監　　修	一般社團法人體軸訓練協會　體軸訓練館
譯　　者	陳姵君
特約編輯	劉泓葳
編　　輯	劉皓如
美術編輯	黃郁琇
發 行 人	南部裕
發 行 所	台灣東販股份有限公司 ＜地址＞台北市南京東路4段130號2F-1 ＜電話＞(02)2577-8878 ＜傳真＞(02)2577-8896 ＜網址＞http://www.tohan.com.tw
郵撥帳號	1405049-4
法律顧問	蕭雄淋律師
總 經 銷	聯合發行股份有限公司 ＜電話＞(02)2917-8022

國家圖書館出版品預行編目(CIP)資料

10秒立即見效！最強穴位伸展操：觸摸交叉點進行伸展，就能啟動深層肌肉開關，使伸展效果倍增／柴雅仁著；陳姵君譯. -- 初版. -- 臺北市：臺灣東販，2020.10
160面；14.8×21公分

ISBN 978-986-511-464-0(平裝)

1.健身操 2.按摩 3.經穴

411.711　　109012234